主編/錢超塵

影印清儒《黄帝内經》訓詁校勘四大家

北京科学技术出版社

圖書在版編目（CIP）數據

影印清儒《黄帝内經》訓詁校勘四大家/錢超塵主編. —北京：北京科學技術出版社，2019.1
ISBN 978－7－5304－9896－5

Ⅰ. ①影… Ⅱ. ①錢… Ⅲ. ①《内經》—研究 Ⅳ. ①R221.09

中國版本圖書館 CIP 數據核字（2018）第236635號

影印清儒《黄帝内經》訓詁校勘四大家

主　　編： 錢超塵
策劃編輯： 侍　偉
責任編輯： 楊朝暉　周　珊
責任印製： 李　茗
出 版 人： 曾慶宇
出版發行： 北京科學技術出版社
社　　址： 北京西直門南大街16號
郵政編碼： 100035
電話傳真： 0086-10-66135495（總編室）
0086-10-66113227（發行部）　0086-10-66161952（發行部傳真）
電子信箱： bjkj@bjkjpress.com
網　　址： www.bkydw.cn
經　　銷： 新華書店
印　　刷： 北京虎彩文化傳播有限公司
開　　本： 787mm × 1092mm　1/16
字　　數： 190千字
印　　張： 14.5
版　　次： 2019年1月第1版
印　　次： 2019年1月第1次印刷
ISBN 978－7－5304－9896－5/R・2523

定　　價： **298.00元**

前　言

《影印清儒〈黄帝内經〉訓詁校勘四大家》收録了顧觀光、胡澍、俞樾、孫詒讓四大家訓釋校勘《黄帝内經》之作。清儒研究考證《黄帝内經》文字音韵訓詁校勘者不止此四人，如清初傅山長於《黄帝内經》訓詁，見《霜紅龕集》；顧炎武通過研究《黄帝内經》韵部轉變考證《黄帝内經》成書時代，見《音學五書》《日知録》；王念孫專文考證《黄帝内經》古韵部，見《〈易林〉〈新語〉〈素問〉合韵譜》（手稿），提示《素問》爲漢代之作；江有誥撰《音學十書・内經韵讀》，考證《靈樞》《素問》韵部尤爲綿密；段玉裁在《説文解字注》中收録《黄帝内經》四十餘字，詳考其古韵字義訓詁；朱駿聲撰《説文通訓定聲》，幾乎逐篇考證《黄帝内經》押韵特點等。自清初至清中期，經學家在釋經之餘，還關注《黄帝内經》語言文字，且尤其關注《黄帝内經》古韵，而這些經學家中尤爲卓著者爲顧炎武、王念孫、江有誥、朱駿聲。研究《黄帝内經》古韵與考證其成書時代和《黄帝内經》訓詁校勘有密切關係。筆者《清儒〈黄帝内經〉古韵研究簡史》（北京科學技術出版社，二〇一七年版）對清儒研究《黄帝内經》古韵情況有詳考，此不贅述。

清儒研究《黄帝内經》訓詁校勘著名者如下。

（一）顧觀光，著有《内經素問校勘記》《内經靈樞校勘記》。

（二）張文虎，著有《舒藝室續筆・内經素問》。

（三）胡澍，著有《素問校義》。
（四）俞樾，著有《讀書餘録》。
（五）孫詒讓，著有《札迻・素問王冰注》。
（六）于鬯，著有《香草續校書》。
（七）田晋蕃，著有《内經素問校證》。
（八）陸懋修，著有《内經難字音義》。
（九）馮承熙，著有《校餘偶識》。

本書謹從上述諸書中遴選顧觀光、胡澍、俞樾、孫詒讓四位國學大師訓釋校勘《黄帝内經》之作影印之，并按四位國學大師之卒年排列先後。所選版本皆爲珍善本。《清史稿・儒林傳》説：『聖人之道，譬若宫墻，文字訓詁，其門徑也。門徑苟誤，跬步皆歧，安能升堂入室？學人求道太高，卑視章句，譬若天際之翔，出於豐屋之上，高則高矣，户奥之間，實未窺也。』筆者從一九七六年搜集尋訪這些書的珍本、善本至今，間或寫了一些讀書筆記之類的學習心得。這些心得大多收録在筆者《中國醫史人物考》（上海科學技術出版社，二〇一六年版）中。余今老矣、衰矣，願將所得奉獻同好，願更多讀者繼承大師治經精神、方法、結論，使之在新時代開出更加美麗絢爛的學術之花。

北京中醫藥大學
錢超塵　八十有二
二〇一八年四月十日

目録

影印清儒《黄帝内經》訓詁校勘四大家

内經素問校勘記

顧觀光 撰

顧觀光

顧觀光（嘉慶四年至同治元年，一七九九—一八六二），江蘇金山（今上海市）人；字尚之，又字漱泉，號賓王，别號武陵山人；考據家，數學家；博通經史百家、天文曆算，著述繁富。其著有《神農本草經》輯佚本、《内經靈樞校勘記》《内經素問校勘記》《華陽國志校勘記》、《帝王世紀》輯佚本、《國策紀年》《七國地理考》《七國正朔不同考》《中江考》《南江考》《六秝通考》《算賸初編》《算賸續編》《算賸餘稿》《九數存古》《九數外録》《六曆通考》《回回曆解》《新曆推步簡法》《周髀算經校勘記》等。其主要著作被收入《武陵山人雜著》。《清史稿》卷五百零七有其傳，稱其『爲太學生，三試不售，遂無志科舉，承世業，爲醫。鄉錢氏多藏書，恒假讀之，博通經傳史子百家，尤究極天文曆算，因端竟委，能抉其所以然而摘其不盡然』，『於學實事求是，無門户异同之見，故析理甚精』。張文虎有《顧尚之别傳》，附於《内經靈樞校勘記》後，可將之與《清史稿》合參。顧觀光與校勘目録學家錢錫祚（嘉慶六年至道光二十四年，一八〇一—一八四四。號雪枝，室名守山閣、士古居。輯刻《守山閣叢書》《士古居匯鈔》，世稱善本）同里。錢錫祚校《素問》《靈樞》，恐有訛誤，請顧觀光協助校勘。錢錫祚《靈樞跋》附於顧觀光《内經靈樞校勘記》後，謂：『有謂《靈樞》之名自王冰始者，然《甲乙經》引「少陰終候」一條，已稱《靈樞》，則其名不始於王冰也』；『細繹王注引《靈樞經》，又引《針經》，其爲二書無疑』。又云：『顧君博極群書，兼通醫理，其所更正，助我爲多焉。』此跋寫於道光十四年（一八三四）。錢錫祚之子錢培杰、錢培蓀在《内經素問校勘記後記》中説：『《素問》既刻成，恐猶有舛誤，以屬顧君。君益反復研審，嘆曰：向者於此書殆魯莽，今始稍得其條理耳，乃别爲《校勘記》一卷，於王注及林氏案語，皆有所補苴，或引舊説，或出己見，出於精當而後已』；『顧君究極中西算術，又篤學嗜古，精求其理，此解實發千古之覆，是不可以自秘也。爰授之剞劂，繫於書後。甲寅（咸豐四年，一八五四）閏秋，錢培杰、培蓀附識』。錢培杰、錢培蓀稱顧觀光的《内經靈樞校勘記》《内經素問校勘記》『實發千古之覆』，非溢美之詞。綜考《内經素問校勘記》，其於林億新校正多所補正，且在校正王冰注方面，遠較林億詳密。王冰注之訛衍倒奪，端賴顧觀光的《内經素問校勘記》以糾正。

觀《内經素問校勘記》，發現以下幾處最富啓發意義。

第一，對《素問》王冰序詳加考證。

對王冰序所言『世本紕繆，篇目重疊』『或一篇重出，而别立二名；或兩論并吞，而都爲一目；或答問未已，别樹篇題；或脱簡不書，而云世闕；重《經合》而冠《針服》；并《方宜》而爲《咳篇》；隔《虚實》而爲《逆從》；合《經絡》而爲《論要》；節《皮部》爲《經絡》；退《至教》以先《針》』做了詳細考證，舉篇名以證實。

第二，校勘經文之訛衍倒奪。

《素問·寶命全形論》：『刺虚者須其實，刺實者須其虚。』顧觀光云：『二句誤倒。當依《針解》乙轉，「實」字與下文「失」「一」「物」韵。』按，校語頗精。今人民衛生出版社横排本已依顧觀光所校改正。

第三，校出王冰注多條訛誤。

《素問・生氣通天論》：『高骨乃壞。』注云：『謂腰高之骨也。』顧觀光云：『「高之」二字疑倒。此謂腰間脊骨之高者也。』按，『腰高之骨』句意不明，『腰高』連文亦不成詞，當依顧觀光所校作『腰之高骨』。

《素問・陰陽別論・釋音》：『淖，音淘，水朝宗於海。』顧觀光云：『用《説文》潮字解，謬甚。』按，《説文解字・水部》：『潮，水朝宗於海也。』篆文『潮』字與篆文『淖』字形體相近，故作《釋音》者誤把『潮』義附會到了『淖』義上。

第四，考證古書逸篇。

《素問・病能論》：『論在《奇恒》《陰陽》中。』注云：『《奇恒》《陰陽》，上古經篇名，世本闕。』按，王冰注是。顧觀光之考證更詳密。

第五，顧觀光上承乾嘉之學，對於音韵、訓詁、考據尤爲擅長。

《素問・四氣調神大論》：『夜卧早起，無厭於日。』『厭』字，王冰無注。顧觀光云：『厭，即饜字。』按，顧觀光説是。《説文解字》卷五上《甘部》：『厭，飽也。』所謂『厭於日』，就是貪睡。顧觀光訓『厭』爲『饜』與經義正合。

《素問・骨空論》：『或骨空在口下當兩肩。』顧觀光云：『沈果堂云：「《説文》：或即域本字。云或骨者，以其骨在口頰下，像邦域之回匝也。」』顧觀光引沈果堂《釋骨》之説極是。

《素問・方盛衰論》：『合之五診，調之陰陽，以在經脉。』顧觀光云：『在，察也。』按，顧觀光所説極是。古音『在』與『察』雙聲，故兩字常相假借。《素問・玉版論要》：『容（按，當作「客」）色見上下左右，各在其要。』在，通察。《尚書・舜典》：『在璿璣玉衡。』注云：『在，察也。』

以上對顧觀光《内經素問校勘記》的成就、價值從五個方面做了分析。自全元起以來，直至清代，

《素問》注家迭起，可參者多，故顧觀光博覽而慎取者亦多，所以他的《内經素問校勘記》最突出。相比之下，其《内經靈樞校勘記》稍遜之。

内經素問校勘記

王序

而世本紕繆篇目重疊全本刺瘧方盛衰並有二篇或一篇重出而別立二名全本卷二眞邪論與卷一經合同卷六脈要篇末與卷一藏氣法時論同或兩論併吞而都爲一目全本以血氣形志合於宣明五氣刺要合於刺齊經絡合於皮部或問答未已別樹篇題全本著至敎論自雷公曰陽言不別以下別爲方盛衰篇陰陽類論自雷公曰請問短期以下別爲四時病類或脫簡不書而云世闕六節藏象論自歧伯對曰昭乎哉問也至孰少孰多可得聞乎一段刺腰痛篇自腰痛上寒刺足太陽至引脊內廉刺足少陰一段全本並脫去重經合而冠鍼服經合原作合經按離合眞邪論下新校正云全本名經合在第一卷又於第二卷重出名眞邪論今據以乙轉又本書無鍼服篇惟八正神明論首有用鍼之服句全本在第二卷蓋在眞邪論前而眞邪論即經合篇之重出者故云然隔虛實而爲逆從四時刺逆從全本分爲二篇一在卷一一在卷六中隔卷四之通評虛實論故云然節皮部

爲經絡全本皮部經絡合爲一篇故云節言節去篇名也退至教以先鍼上古天眞論中有上古聖人之教下句全本在第九卷而第一卷之調經論四時刺逆從論並言鍼法故云然

卷一

上古天眞論篇第一

成而登天此上五句並見大戴記五帝德篇登天彼作聰明皆謂之虛邪賊風靈樞九宮八風篇云風從其所居之鄉來爲實風主生長養萬物從其衝後來爲虛風傷人者也此虛邪即虛風注義未瑩恬惔虛无釋音惔作憺陰陽應象大論亦作恬憺其民故曰朴新校正云別本曰作日曰語助詞別本誤二七而天癸至天癸當是陰精故甲乙經作天水若指爲血則與下月事句複矣二八腎氣盛天癸至此與女子之天癸雖陰陽不同而其爲精則一也靈樞本神篇云兩精相搏謂之神此雖有子男不過盡八八女不過盡七七而天地之精氣皆竭矣年老而有子者其變也八八七七而精氣皆竭者其常也注誤分別四時注云春溫夏暑熱溫下似脫

和字此傷寒例引陰陽大論文

四氣調神大論篇第二　無厭於日 厭即饜字 逆之則傷肺注云逆謂反行夏令也 夏當作春下同 去寒就溫注云靈樞經曰冬日在骨蟄蟲周密君子居室 今靈樞無此文見本書脈要精微論中 此冬氣之應注云小寒之節初五日鴈北鄉 此下脫去三候當補之云次五日鵲始巢後五日雉雊次大寒氣初五日雞乳 按釋音出雊字則宋本有此文 陽氣者閉塞注云易曰喪明于易 易無此文豈誤記喪羊為喪明耶 則未央絕滅 央中也非久遠之謂 肺氣焦滿 焦當如痿論肺熱葉焦之焦 鬪而鑄兵 吳刻兵作錐今依馬本

生氣通天論篇第三、其氣九州九竅五藏十二節 經言八氣上通於天不得連及地之九州州可九亦可十二非若九竅之一定不易此二字蓋衍文 其氣三 當謂三陰三陽 此壽命之本也注云靈樞經曰血氣者人之神不可不謹養今靈樞無此文見本書八正神明論中失其所則折壽而不彰注云目不明則天暗暝眛吳刻暗作境今依藏本因於溼首如裹言頭目昏重如物裹之陽氣者煩勞則張精絕注云筋脈旗脹精氣竭絕以張爲張本成十年左傳注然於上下文不甚融貫王安道云張謂亢極也陽氣和而養人及其過動亦卽陽氣亢極而成火耳陽盛則陰衰故精絕潰潰乎若壞都注云潰潰乎若壞吳刻壞下有都字今依藏本與溯洄集引此注合然以文義論之此都字不可省也張景岳云都城郭之謂高梁之變注云高膏也梁粱也六書假借之例陰者藏精而起亟也起亟二字疑倒高骨乃壞注云謂腰高之骨也高之二字疑倒此謂腰間脊骨之高者也自第十三節至十六節皆是大骨氣勞大骨卽高骨味過於苦脾氣不濡胃氣乃厚脾氣不濡過於燥也脾不爲胃行其津液胃氣乃積而厚矣胃氣一厚容納遂少反以有餘成其不足非強厚之謂也

金匱眞言論篇第四　六府皆爲陽注云靈樞經曰三焦者

上合於手心主又曰足三焦者太陽之別名也並靈樞本輸篇文手心主當依今本作手少陽此與下文相涉而誤也又今本刪下無名字宜明五氣篇注亦無名字當刪其穀麥新校正云按五常政大論云其穀麻此以麥黍稷稻豆爲五穀與管子地員篇及周禮職方氏注淮南修務訓注合五常政大論以麻麥稷稻豆爲五穀與楚辭大招注合然其火穀亦麥黍互用則未嘗別黍於五穀之外也此當各依本文其音角注云管率長七寸又一十分寸之一依前後例當云七寸一分其音商注云管率長五寸七分七字誤當作六按鄭康成云五寸七百二十七分寸之四百五十一　王注十二律之長有與鄭說異者王氏舉其大數鄭氏則并奇零言之也林氏於夾鍾姑洗仲呂蕤賓四律引鄭康成說而夷則南呂无射應鍾大呂五律並闕恐是傳寫脫漏今據禮記月令注補之管率長五寸三分鄭康成云五寸三分寸之一管率長五寸鄭康成云四寸六千五百六十一寸之六千五百二十四其音羽注云管率長四寸七分半鄭康成云四寸二十七分寸之二十律中黃鍾仲呂所生三

分益一仲呂三分益一得八寸五萬九千四十九分寸之五萬一千八百九十六雖不及黃鍾九寸之數而所差甚微不能自成一律故直以黃鍾爲仲呂所生也王蓋不取京房六十律之說亦可謂善於決擇者矣管率長八寸四分鄭康成云八寸二百四十三分寸之一百四非其人勿教注云靈樞經曰痛毒言語輕人者靈樞官能篇痛作疾

釋音　更齒上古行切經文更齒二字倒此條當在恬憺後　又坏戸上步回切王注坏作坯

卷二

陰陽應象大論篇第五　陽生陰長陽殺陰藏注云神農曰天以陽生陰長地以陽殺陰藏今神農本經無此文見本書天元紀大論中寒極生熱熱極生寒注云明前之大體也前下似脫變化二字形歸氣注云氣養形故形歸氣養字誤當依下文作生氣生形注云形質之

有資氣行營立（營疑而）暴怒傷陰暴喜傷陽（淮南原道訓云人大怒破陰大喜墜陽）能知七損八益則二者可調注云陰七可損則海滿而血自下陽八宜益交會而泄精（既已泄精何云益耶張景岳云七爲少陽八爲少陰七損者陽消之漸八益者陰長之由生從乎陽陽不宜消也死從乎陰陰不宜長也能知七損八益而得其消長之幾則陰陽之柄把握在我矣）故善治者治皮毛其次治肌膚其次治筋脈其次治六府其次治五藏治五藏者半死半生也（史記扁鵲傳云疾之居腠理也湯熨之所及也在血脈鍼石之所及也在腸胃酒醪之所及也其在骨髓雖司命無奈之何）觀浮沉滑濇而知病所生以治新校正云甲乙經作知病所在以治則无過下无過二字續此爲句（甲乙經是）因其重而減之因其衰而彰之（病之重者藥難猝去當以漸而減之若邪去正衰則因而彰之郎下文溫之以氣補之以味是也）氣虛宜掣引之（甲乙經虛作實）

陰陽離合論篇第六 太陰爲開新校正云九墟云開折則倉廩無所輸隔洞者取之太陰 靈樞根結篇重隔洞二字

陰陽別論篇第七 所謂陽者胃脘之陽也 胃脘之陽卽胃氣也有胃氣則脈和緩故爲陽脈無胃氣則眞藏脈見矣下文在頭在手方指人迎氣口言之 二陽之病發心脾 唐立三云思爲脾志而實本於心思則氣結鬱而爲火以致心營暗耗不能下交於腎脾土鬱結又轉而尅腎是以男子少精女子不月無非腎燥而血液乾枯也脾有鬱火則表裏相傳胃津亦涸大腸爲胃之傳道故併大腸而亦病也注謂陽胃發病心脾受之則顚倒其說矣 女子不月注云奇病論曰胞胎者繫於腎 奇病論胎作絡 二陽一陰發病 聖濟總錄無二陽二字王注亦不言胃與大腸 一陰一陽結注云一陰謂心主一陽謂三焦 以四經皆有相當兼肝膽言之火也

釋音 腨音喘陽也 說文腨腓腸也此腨腓字 湻音淘水朝宗于海 用說文澥

字解謬甚

卷三

靈蘭秘典論篇第八　膻中者臣使之官注云膻中主氣以氣布陰陽氣布當作分布膀胱者州都之官注云靈樞經曰膀胱是孤府此節引本輸篇文而失其義本輸云腎上連肺故將兩藏三焦者中瀆之府也水道出焉屬膀胱是孤府也謂三焦爲孤府非謂膀胱爲孤府也三焦膀胱並合於腎然膀胱與腎爲表裏而三焦不與腎爲表裏故稱孤府有謂靈樞爲王冰僞撰者即此一條可以決其非矣恍惚之數生於毫氂毫氂之數起於度量言積恍惚而生毫氂積毫氂而起度量也於語助詞文六年穀梁傳曰閏月者附月之餘日也積分而成於月者也與此於字同義

六節藏象論篇第九　人以九九制會新校正云詳下文云地以九九制會下有以爲天地之文則人當作地詳王注云兩歲大半乃

曰一周按九九制會當云兩歲四分歲之一乃曰一周也王注意以三十二月而置一閏約計九百餘日舉成數言之亦可云九九矣若下歲四分歲之一則閏餘僅二十四日奇不能成一月也推餘於終注云退餘閏於相望之後此以本月望至次月節之日分爲閏餘分滿一月則置一閏法特精妙勝文元年左傳注其氣九州九竅皆通乎天氣以生氣通天論校之九竅下脫五藏十二節五字九州二字亦衍。在經有也新校正云氣交變大論五常政大論已具言也本篇但言主時之運不言主歲之運與氣交變五常政二論不同下文甚明而所生受病注云木被土凌木當作水心者生之本神之變也新校正云全元起本并太素作神之處虗字是爲陽中之太陰新校正云太陰甲乙經并太素作少陰靈樞陰陽繫日月亦云肺爲陽中之少陰爲陰中之少陰新校正云全元起本并甲乙經太素少陰作太陰靈樞亦云腎爲陰中之太陰此爲陽

中之少陽新校正云全元起本并甲乙經太素作陰中之少陽（靈樞亦云肝爲陰中之少陽）

五藏生成篇第十　此四支八谿之朝夕也（吳注云即潮汐之義）狗蒙招尤（目不明則易於招尤非搖掉也）五藏相音（張景岳云相形相也如陰陽二十五人篇木形之人比於上角之類）得之沐浴清水而卧注云靈樞經曰身半以下溼之中也（之中二字誤倒當依靈樞邪氣藏府病形篇乙轉）

五藏別論篇第十一　氣口亦太陰也（張景岳云氣口屬肺手太陰也布行胃氣則在於脾足太陰也經脈別論曰飲入於胃游溢精氣上輸於脾脾氣散精上歸於肺是氣口雖爲手太陰而實即足太陰之所歸故云氣口亦太陰也）凡治病必察其下（謂二便通否）

卷四

異法方宜論篇第十二　其治宜砭石注云山海經曰高氏

之山有石如玉可以爲鍼今山海經東山經云高氏之山其上多玉其下多箴石與此文不同箴郎鍼字左傳鍼莊子風俗通作箴莊子新校正云氏一作伐誤甚

移精變氣論篇第十三　常求其要則其要也注云常求色脈之差忒是則平人之診要也依注似正文本作常求其差　不知日月注云八正神明論曰天溫無凝八正神明論凝作疑逆從到行到郎倒字

同注

湯液醪醴論篇第十四　必以稻米稻郎稌之粘者故可以爲醪醴也詩云十月穫稻爲此春酒月令云乃命大酋秫稻必齊內則雜記並有稻醴左傳進稻醴粱糗　必齊毒藥攻其中齊郎劑字精神不進志意不治故病不可愈新校正云全元起本云精神進志意定故病可愈依全本於上下文爲順　亦何暇不早乎新校正云別本暇一作謂謂字是　孤精於內孤精二字誤倒當依

聖濟總錄乙轉而形施於外新校正云施字疑誤施即弛之假借不誤

玉版論要篇第十五　余聞揆度奇恒所指不同揆度奇恒古經名也

方盛衰論云奇恒之勢乃六十首奇恒者言奇病也奇恒謂異於常也五藏別論云藏而不寫名曰奇恒之府即其義矣疑素問奇病論即奇恒書之僅存者五色脈變揆度奇恒馬注俱古經篇名其說是也史記述倉公所受書有五色診奇咳術揆度陰陽疑奇咳即奇恒其色見淺者湯液主治謂五穀之湯液非藥餌也上篇甚明其見深者必齊主治齊謂藥劑亦見上篇易重陽死易字疑衍奇恒事也揆度事也已上所說正奇恒揆度二篇之事故以此總結之行奇恒之法以太陰始言用奇恒篇之法當從脈始

診要經終論篇第十六　冬刺俞竅於分理甲乙經於上有及字令人心中欲無言新校正云甲乙經作悶甲乙經下當有欲字太陽之脈注云至目內眥抵足太陽新校正云甲乙經作斜絡於顴

抵足太陽四字參用靈樞營氣篇文與甲乙經似異而實同蓋營氣之行卽脈之行也陽明注云下入齒中下入二字誤倒當依靈樞經脈篇乙轉上挾鼻鼽抵足陽明新校正云甲乙經鼽作孔无抵足陽明四字鼽字誤當依甲乙經改抵足陽明四字參用靈樞營氣篇文

釋音 標必堯切此條當在移精變氣論荄字條後 巠音剉斬也與王注不合

卷五

脈要精微論篇第十七 脈其四時動奈何甲乙經其作有知內者按而紀之知外者終而始之張景岳云內言藏氣藏象有位故可按而紀之外言經氣經脈有序故可終而始之至今不復散發也馬本今作令而易入肌皮腸胃之外也新校正云甲乙經易作溢溢字是當病足骭腫若云脾太陰脈上踹內踹當作腨踹足跟也腨足肚也二字迥別至今不復也馬本今作

令尺裏以候腹中中字應下屬少腹腰股膝脛足中事也注云少腹胞氣海在膀胱血海氣海疑

平人氣象論篇第十八

一吸脈三動而躁注云躁謂煩躁靈樞終始禁服等篇有一盛而躁二盛而躁等語躁謂脈不謂病也況王注已言陽獨躁盛安得又以煩躁釋之此四字蓋衍文

人一呼脈四動以上曰死注云脈法曰脈四至曰脫精五至曰死難經十四難文

要弱有石曰冬病注云以其勝尅石當爲弦此言四時之中若得相反之脈則至其時而病不以勝尅論也下並同

弱甚曰今病新校正云甲乙經弱作石石字是

其動應衣脈宗氣也衣字訛當依甲乙經作手

絕不至曰死注云中謂腹中也此五字當在上節注末

乳之下其動應衣宗氣泄也此十一字當存

脈反四時及不間藏曰難已馬注云肝病乘土當傳脾乃不傳脾而傳心則間其所勝之藏而傳於所生之藏矣五十三難謂間藏者

生是也婦人手少陰脈動甚者姙子也新校正云全元起本作足少陰靈樞論疾診尺篇亦作手少陰則全本不足信也馬注以爲姙男子者近是注云經脈別論曰陰薄陽別謂之有子此陰陽別論文傳寫誤耳薄字誤當依彼文作搏陽明脈至浮大而短新校正云扁鵲陰陽脈法云所引惟缺陽明一段蓋傳寫脫去也當依脈經補之云陽明之脈浮大以短動搖三分大前小後狀如科斗其至跳五月六月甲子王七月八月王八月下脫甲子二字又太陽陽明王月少陰太陰王月扁鵲脈法與難經注互易可見難經之不出於扁鵲也當兩存之如落榆莢曰肺平甲乙經落作循新校正云張仲景云秋脈藹藹如車蓋者名曰陽結春脈聶聶如吹榆莢者名曰數今傷寒論辨脈法云脈藹藹如車蓋者名曰陽結也脈纍纍如循長竿者名曰陰結也與此絕異

卷八

玉機真藏論篇第十九　冬脈如營（營行脈中以喻冬脈之沈也）是順傳所勝之次（據林氏語此七字當入注）真藏見十月之內死（馬注云月當作日）

三部九候論篇第二十　貴賤更立（吳刻立作互依藏本改寶命全形論有五勝更立句）故神藏五形藏四合爲九藏（周禮天官疾醫云參之以九藏之動蓋古人診法如此與難經獨取寸口者不同）上下左右相失不可數者死注云脈法曰八一呼而脈再至一吸脈亦再至曰平（難經十四難但云一呼再至曰平）三至曰離經四至曰脫精五至曰死六至曰命盡（十四難盡作絕）臣億等詳舊無中部之候相減者死八字（臣億等三字當作新校正云四字與前後文一例下同）足太陽氣絕者新校正云又注刺腰論作貫髂（論當作痛）

卷七

經脈別論篇第二十一　氣口成寸注云三世脈法皆以三寸爲寸關尺之分疏五過論注亦云備盡三世經法按曲禮醫不三世不服其藥正義引又說云三世者一曰黃帝針灸二曰神農本草三曰素女脈訣若不習此三世之書不得服食其藥王注意蓋如此　氣口成寸謂魚際至關關至尺各得一寸難經所謂陰得尺中一寸陽得寸內九分也惟楊元操注難經引王叔和脈訣云三部之位輒相去一寸合爲三寸而虞庶以公羊傳注側手爲膚按指爲寸解之王注當同又內經有尺寸而無關字蓋寸口以下通謂之尺若對人迎而言則尺寸又通謂之寸口也　表裏當俱寫取之下俞張景岳云此篇皆言足經以下俞二字知之

藏氣法時論篇第二十二　脾色黃宜食鹹新校正云獨脾食鹹宜不用晉鹹宜二字似倒

宣明五氣篇第二十三　精氣并於心則喜注云心火并於肺金也經言并於心不言并於肺也注似倒說下並同　搏陽則爲巔疾靈樞九針論作癲疾

巔與癲通注以上巔釋之誤矣林引難經脈經諸說得之皆同命死不治甲乙經無命字脾脈代張景岳云脾脈和耎分王四季春兼弦夏兼鈎秋兼毛冬兼石隨時相代故曰代非中止之謂也

釋音　宣明五氣論當作篇　血氣形志論當作篇

卷八

寶命全形論篇第二十五　黔首共餘食史記秦始皇二十六年更名民曰黔首然祭義已云明命鬼神以為黔首則其名不始於秦矣餘字誤當依太素作飲一曰治神新校正云楊上善云魂神意魄志以為神主為神二字疑倒二曰知養身新校正云楊上善云有異豹外凋之害有殘張毅高門之傷莊子達生篇云魯有單豹者巖居而水飲不與民共利行年七十而猶有嬰兒之色不幸遇餓虎餓虎殺而食之有張毅者高門縣薄無不走也行年四十而有內熱之病以死豹養其內而虎食其外毅養其外而病攻其內此二子者皆不鞭其後者也刺虛者須其實刺實者須其虛二句誤倒當依

鍼解乙轉寳字與下文失一物韻

八正神明論篇第二十六新校正云與太素知官能篇大意同文勢小異太素今不可見而靈樞官能篇用針之服一段與此篇大同彼文較簡似彼爲經而此爲傳也　必候日月星辰注云常以日加之於宿上加之二字誤倒當依靈樞衞氣行篇乙轉　血氣揚溢揚字誤移精變氣論注引作盈所以制日月之行也注云常以一十周加之一分又十分分之六乃奇分盡矣謂氣行一周則日行五宿二十一分又十分分之六靈樞不計奇分故但云五宿二十分也　所以候八風之虛邪注云虛邪謂乘八之虛而爲病者也虛邪當指風此與上古天眞論注同誤　觀其冥冥者下文其作於靈樞官能篇亦作於　是故工之所以異也故卽固字　救其已敗當依靈樞作因敗其形　故曰爲必用方其氣而行焉而字衍疑不順靈樞作乃

離合眞邪論篇第二十七　地有經水注云謂海水瀆水吳刻誤作瀆水甲乙經作清水依藏本改下同外引其門以閉其神注云調經論曰外引其皮令當其門戶又曰推闔其門令神氣存外引二句見靈樞官能篇惟少一戶字耳彼篇又云蓋其外門眞氣乃存與又曰以下亦相似王氏蓋誤引其氣以至以卽已不知機者扣之不發此之謂也自方其來也至此並釋靈樞九針十二原之文

通評虛實論篇第二十八　絡氣不足經氣有餘者脈口熱而尺寒也寸脈之直行者爲太陰之經尺中列鈌別走陽明者爲太陰之絡故寸以候經尺以候絡非陰陽之謂也秋冬爲逆春夏爲從注云春夏陽氣高故脈口熱尺中寒爲順也內經論脈諸篇未有以尺寸盛衰分四時者王注誤矣靈樞經脈篇云經脈十二者伏行分肉之間深而不見其浮而常見者皆絡脈也然則絡在外當爲陽經在內當爲陰絡氣不足經氣有餘者陰盛而

陽虛也故能夏不能冬經虛絡滿者陽盛而陰虛也故能冬不能夏絡滿經虛灸陰刺陽經滿絡虛刺陰灸陽灸所以補刺所以寫是陽主絡陰主經也注義正與經反乳子而病熱乳子言產後以乳哺子之時也故甲乙經以此二條入婦人雜病篇中脈經亦云婦人新生乳子因得熱病脈懸小者何如脈經懸作弦形度骨度脈度筋度注云形度具三備經刺瘧篇注云循三備法而行鍼調經論注亦云循三備法通計身形以施分寸蓋唐時此書尚存今不可見矣筋度脈度骨度並具在靈樞經中今靈樞經有骨度脈度二篇其經筋篇但言筋之分合起止而不言尺寸未知即筋度否刺癇驚脈五此即下文之[illegible]際承山支正解谿光明五六也注誤甘肥貴人諸本並脫甘字依腹中論注引此文補與本注合則高粱之疾也注云高膏也粱粱米也藏本無米字與生氣通天論注合外燔肌肉消爍故留薄肉分消瘦留薄二字似當在消爍上

卷九

熱論篇第三十一　今夫熱病者皆傷寒之類也程郊倩云開口便道破熱病為傷寒之類其與傷寒自是兩病可知兩病何以復云傷寒之類蓋傷寒有統屬之傷寒有分隸之傷寒一指經言所該者廣凡病從皮毛得而屬於太陽者皆得謂之傷寒一指證言於太陽經中分出其有發熱惡寒骨節疼痛無汗而喘脈陰陽俱緊者方得名為傷寒也故謂熱病為傷寒之類則可謂傷寒為熱病之類則不可　難經五十八難云傷寒有五有中風有傷寒有濕溫有熱病有溫病可以證明程說　少陽主膽新校正云全元起本膽作骨甲乙經太素並作骨以上文陽明主肉證之骨字是也若此句作膽則上文當作胃　而未入於藏者新校正云全元起本藏作府太素亦作府因二書作府王海藏遂以藏為藏物之藏然非經意也馬注云以三陰屬五藏故以藏言　其未滿三日者可汗而已其滿三日者可泄而已程郊倩云汗泄二字俱是刺法刺法有淺有深故云可汗可泄靈樞熱病篇曰其可刺者急取之不汗出則泄是矣

刺熱篇第三十二　刺足太陰陽明新校正云甲乙經云兩

内經素問校勘記　三

頷痛其其字誤當依甲乙經作甚先淅然厥起毫毛依釋音則淅上當有洒字其逆
則項痛員員澹澹然注云腎之筋循脊內俠膂脊膂二字當依甲乙
經互易先飲之寒水乃刺之吳刻先作以以即已字亦通病甚爲五十九
刺注云如古法古當作右太陽之脈色榮顴骨熱病也太陽者腎之表
也腎主骨故爲骨熱病當依楊氏絕句待時而已注云謂肝病待甲乙心病
待丙丁脾病待戊己肺病待庚辛腎病待壬癸此五藏旺時於三陽
經何與耶當引傷寒論云太陽病欲解時從巳至未上少陽病欲解時從寅至辰上與厥陰脈爭見
者死期不過三日其熱病內連腎榮未交者赤色榮顴不交他處也若左頰亦赤
則太陽與厥陰交死不治矣緣膀胱與腎爲表裏而少陰厥陰乙癸同源二經之病內連於腎故也少陽之
脈色榮頰前熱病也新校正云甲乙經太素前作筋筋字是少
陽者肝之表也肝主筋故爲筋熱病與少陰脈爭見者死頰赤而頤亦赤是少陽與少陰交矣

（二火燔蒸腎陰枯竭故死）

評熱病論篇第三十三　病名陰陽交交者死也（史記倉公傳引脈法曰熱病陰陽交者死未知即此文否）精無俾也（脈經俾作裨）病而留者新校正云甲乙經作而熱留者（今甲乙經作熱而留者未知孰是然熱留者文義並不可通當依脈經作汗出而熱留者）且夫熱論曰汗出而脈尚躁盛者死（靈樞熱病篇云熱病已得汗而脈尚躁盛此陰脈之極也死未知即此文否）飲之服湯（脈經無服字與王注合）從口中若鼻中出注云暴卒欬者氣衝突於蓄門而出於鼻（甲乙經說蓄氣云上循喉嚨入頏顙之竅究于畜門詳其文意不指胃也張景岳以爲喉鼻相通之竅蓋得之矣）

逆調論篇第三十四　腎者水也而生於骨（甲乙經生作主無於字）

釋音　譫之閻切多言也（當在佛字條後）骶音氐（當在跟字條後）

卷十

瘧論篇第三十五　注於伏膂之脈新校正云甲乙經作太衝之脈太衝伏膂文異義同水熱穴論云踝上各一行行六者此腎脈之下行也名曰太衝陰陽離合論云聖人南面而立前曰廣明後曰太衝太衝之地名曰少陰是腎脈本有太衝之名矣經言無刺熇熇之熱無刺渾渾之脈無刺漉漉之汗據靈樞逆順篇所引則三句係刺法文病極則復至病之發也新校正云全元起本及太素至字連上句與王氏之意異以後文極則陰陽俱衰證之當從王注方其盛時必毀此句疑有脫誤靈樞逆順篇云方其盛也勿敢毀傷令人消爍脫肉馬本脫作肌

刺瘧篇第三十六　脾瘧者令人寒腹中痛聖濟總錄寒下有則字與下句一例瘧脈滿大急刺背俞用五胠俞背俞各一新校正云此條文注共五十五字當從刪削今文注共五十七字疑正文五胠俞下衍背俞二字用當作及舌下兩脈者廉泉也云舌下兩脈則非舌本下之單穴矣氣府論注有足少陰舌下

二穴鍼灸書名金津玉液意即經之所謂廉泉與靈樞
熱病篇又以廉泉爲單穴蓋内經不出一手當分別觀之

氣厥論篇第三十七　善食而瘦入聖濟總録入作人

欬論篇第三十八　欬則右脇下痛馬本脇作胠與王注合　欬而遺矢
新校正云甲乙經作遺失矢字是　三焦欬狀注云盛糟粕而
俱下於大腸泌別汁靈樞營衛生會篇盛作成泌上有濟字

卷十一

舉痛論篇第三十九　必有厥於己厥即蹷字注誤　而發蒙解惑藏本
而作如與王注合　或痛宿昔而成積者昔即夕字

腹中論篇第四十　令禁高粱注云高膏粱米也以生氣通天論注校
之米即粱之壞字

刺腰痛篇第四十一　少陽令人腰痛注云少陽之脈行手

陽明之前厥論注陽明作少陽與甲乙經合此傳寫誤成骨在膝外廉之骨獨起者沈果堂云膝之上下內外皆以髕爲斷成骨旁骱骨之端不至上旁膝膝乃骱之誤也刺陽明於骱前三痏新校正云甲乙經骱作骭骭卽骱也文異而義不殊厥陰之脈注云與太陰少陽結於腰髀下髀字誤諸本並作髁痛而引肩藏本無而字令人腰痛不可以俛仰甲乙經云得俛不得仰在內踝上五寸新校正云甲乙經作二寸新校正云四字原作臣億等三字依前後文例改下同

釋音

踹踵丑用切踹字誤當依經文作腨　骼音客嫁切經注並無骼字未詳

卷十二

風論篇第四十二　皮膚瘍潰注云脈要精微論曰脈風盛爲癘脈要精微論盛作成成字是　則爲癘風注云經具名曰酒風見病能論　則爲內風注云經具名曰勞風見評熱病論　食寒則泄診形瘦

而腹大聖濟總錄診作注屬上句或多汗常不可單衣汗多腠疏故畏寒也注意似謂畏熱何以下文又言惡風乎甚則身汗聖濟總錄汗作寒

痺論篇第四十三

數飲而出不得聖濟總錄出字在不得下於文爲順胞痺者少腹膀胱按之內痛此胞即謂膀胱靈樞五味論云膀胱之胞薄以濡是也注不分明後人遂謂膀胱者胞之室或謂胞居膀胱之中並誤六府亦各有俞馬注云凡六府之穴皆可入邪逢寒則蟲新校正云甲乙經蟲作急急字是馬注云風勝爲行痺非逢寒也

痿論篇第四十四

故肺熱葉焦則皮毛虛弱急薄甲乙經云肺氣熱則葉焦焦則毛虛弱急薄肝氣熱則膽泄注云八十一難經曰膽在肝短葉間下難經四十二難無下字故曰五藏因肺熱葉焦發爲痿躄此之謂也甲乙經止有發爲痿躄四字餘並無居處相濕相字誤當依甲乙經作傷主閏宗筋閏即潤字甲乙經作潤

厥論篇第四十五　身熱死不可治甲乙經云身熱者死不熱者可治

釋音　顚於交切凹也經注並無顚字未詳讞音儼經文讞作譫

卷十三

病能論篇第四十六　論在奇恒陰陽中注云奇恒陰陽上古經篇名奇恒陰陽當是二書玉版論要篇云行奇恒之法以太陰始方盛衰論云奇恒之勢乃六十首此單言奇恒者也著至教論云子不聞陰陽傳乎陰陽類論云決以度察以心合之陰陽之論此單論陰陽者也蓋二書中並有其說故兼舉之上經者言氣之通天也氣交變大論引上經曰夫道者上知天文下知地理中知人事可以長久下經者言病之變化也逆調論引下經曰胃不和則臥不安痿論引下經曰筋痿者生於肝使內也肉痿者得之濕地也骨痿者生於大熱也金匱者決死生也揆度者切度之也奇恒者言奇病也馬注云上經下經金匱揆度奇恒俱古經篇名今皆失之按史記倉公傳云臣意即避席再拜謁受其脈書上下經五色診奇咳術揆度陰陽則當

時諸書尚存　新校正云楊上善云中生壹篋令病次傳者此篇

奇以王機眞藏論證之當云令病不以次傳者

奇病論篇第四十七　人有重身九月而瘖注云妊娠九月

足少陰脈養脈經云婦人懷胎一月之時足厥陰脈養二月足少陽脈養三月手心主脈養四月手少陽脈養五月足太陰脈養六月足陽明脈養七月手太陰脈養八月手陽明脈養九月足少陰脈養十月足太陽脈養諸陰陽各養三十日手太陽少陰不養者下主月水上爲乳汁　病名曰息積積字誤當依甲乙經

作賁其氣溢於大腸注云靈樞經曰左環葉積上下辟大靈樞腸胃篇云上下辟大八寸大字屬下讀此并引之誤矣靈樞亦出王冰手此又一證尋此則是迴腸

非膽言大腸也此說太泥難經四十二難亦以迴腸爲大腸　此五氣之溢也五氣當謂五味之氣　故膽虛氣上溢甲乙經無虛字　治在陰陽十二官相使中張景岳謂治當作論十二官相使即靈蘭秘典論按靈蘭秘典論下新校正云全本名十二藏相使膽者中正之官

决斷出焉正發明取膽募俞之義則張説是也但經
又疑以陰陽豈靈蘭秘典論即陰陽篇之僅存者乎 人生
而有病顛疾者注云顛謂上顛則頭首也 汪訒庵云病由驚起顛當作癲
若云巔頂不知是何病也按甲乙經聖濟總録及御覽七
百三十九並引作癲癲與顛通無作頭首解者疑注末八
字爲妄人竄入 名爲何病注云嘗驚閒之也 常當作帝 嘗驚驚已 甲乙經作
不
已

大奇論篇第四十八 髀䯒大跛易偏枯 甲乙經無大字王注亦無釋疑衍
注云若血氣變易爲偏枯也 陰陽別論注云易謂變易常用而痿弱無力也

脈解篇第四十九 故狂顛疾也注云項上曰顛 靈樞經脈顛作癲
二字古通疑不作項上解 內奪而厥則爲瘖俳注云俳廢也 此謂俳爲痱之假借
也說文云痱風病也 新校正云王注痿論并奇病論大奇論並云腎
之絡 痿論注無此文當云骨空論 髓者心之所表也 心屬君火無爲由少陽相火而表著

十月萬物陽氣皆傷十月當作七月觀下文秋氣始至可見此以三陽配寅午戌三陰配申子辰與術家三合之說同所謂色色不能久立久坐張景岳云色色當作邑邑

卷十四

刺志論篇第五十三

氣實形實氣虛形虛氣卽當衞之氣非脈氣也觀下文血脈對舉可見脈少血多此謂反也少當作小下文不誤

鍼解篇第五十四

徐而疾則實者徐出鍼而疾按之疾而徐則虛者疾出鍼而徐按之靈樞小鍼解云徐而疾則實者言徐內而疾出也疾而徐則虛者言疾內而徐出也與此不同以靈樞官能篇證之則小鍼解不誤若無若有者疾不可知也靈樞九針十二原篇作若有若無無與虛韻此誤倒察後與先者知病先後也此下有若亡若存句脫去不釋若得若失者離其法也爲虛與實若得若失二句相連不當析爲二義疑離字誤九鍼之名各不同形者鍼窮其所當補寫也自篇

首至此並釋靈樞九針十二原之文所謂跗之者新校正云全元起本跗之作低胻自所謂三里以下釋靈樞邪氣藏府病形篇文彼篇云取之三里者低跗取之按三里穴在膝下三寸胻外廉則全本爲是

長刺節論篇第五十五　新校正云釋音皮䯝作皮骺古本反今釋音作尤抹切得之寒刺少腹兩股間刺腰髁骨間甲乙經云得寒則少腹脹兩股間冷刺腰髁間

卷十五

氣穴論篇第五十八　所治天突與十椎及上紀注云當脊十椎下並無穴目恐是七椎也十椎當即氣府論注之中樞穴府俞七十二穴注云留十呼新校正云按甲乙經云作一十呼云作二字當衍其一大椎上兩傍各一　凡二穴注未詳張景岳云大椎上傍按之其痠

必當有穴意用甲乙等經猶未盡也目瞳子浮白二穴依前後文例當云四穴曲牙二穴沈果堂云牝齒曰牙其自齒左右轉勢微曲者曰曲牙頰車去曲牙遠恐非經意若指牙之近頰車者則其牙未嘗曲也惟地倉二穴俠口旁四分正當牙曲處踝上橫二穴依前後文例當云四穴寒熱俞在兩骸當依馬注絕句厭中二穴注意似謂環跳穴巳見前張景岳以爲足少陽之陽關二穴凡三百六十五穴新校正云詳自藏俞五十至此并重複共得三百六十穴張景岳以大椎上兩傍爲大椎穴連上兩傍之二穴共爲三穴則自藏俞五十至此正得三百六十五穴與經文合林說蓋脫五字通前天突十椎上紀下紀共三百六十五穴五當作九除重複實有三百一十三穴今按熱俞之三里委中四穴在府俞中水俞之氣街志室四穴在熱俞中復溜陰谷四穴在藏俞中頭上五行之二十五穴巨虛上下廉四穴並在熱俞中天突關元二穴在錯簡文中背俞之大杼二穴膺俞之雲門中府四穴並在熱俞中分內二穴在府俞中踝上橫之交信二穴陰陽蹻之照海二穴並在水俞中通計重複五十五穴又熱俞五十九穴原缺髓

空一穴實存三百一十三穴與林說合　經文明云三百六十五穴必無一穴而當兩數之理或傳寫有脫誤未敢定也

孫絡三百六十五穴會亦以應一歲張景岳云穴深在內絡淺在外內外爲會故曰穴會非謂氣穴之外別有三百六十五絡穴也

谿谷三百六十五穴會亦應一歲張景岳云有骨節而後有谿谷有谿谷而後有穴俞人身骨節三百六十五而谿谷穴俞應之故曰穴會

氣府論篇第五十九

足太陽脈氣所發者七十八穴注云正經脈會發者七十八穴

浮薄相通者一十五穴謂顖會前頂百會後頂强間五穴與督脈通臨泣目窗正營承靈腦空十穴與足少陽通

風府兩傍各一新校正云按甲乙經風池足少陽陽維之會非太陽之所發也經言風府兩傍乃天柱穴之分位此亦復明上項中大筋兩傍穴也古以風池爲足太陽之會與甲乙經不同傷寒論云太陽病初服桂枝湯反煩不解者先刺風池風府即其證矣況經文所言各一安得以一穴解之

俠背以下至尻尾二十一節

十五間各一注云今中誥孔穴圖經所存者十三穴左右共二十六以前後文考之此處當有十四穴左右共二十八今鍼灸書魄戶下有膏肓二穴雖不見於甲乙經而用以治病歷有明效不可以晚出而疑之也當補入注委中以下至足小指傍各六俞注云經言七十八穴今此所有兼亡者九十三穴今增膏肓二穴則九十三穴具在由此則大數差錯傳寫有誤也經蓋不計浮薄相通之十五穴非有誤也新校正云詳王氏云九十三穴今兼大杼風門風池爲九十九穴林意以十五間爲十五穴然後文爲下至胠八間各一數之止得六穴則十五間亦不必十五穴也大杼風門四穴固屬妄增若併風池二穴去之則與經文顯相違矣惡乎可直目上髮際內各五注云臨泣在直目上上在直二字當衍其一耳前角上各一注云頷厭在曲角下顳顬之上上廉兩上字當衍其一手太陽脈氣所發者三十六穴注云數脈會發而不於所會刺脈

下言之者衍刺字䯏骨下各一注云䯏𩕄也六書假借之例䯏尾下三寸胃脘五寸胃脘以下至横骨六寸半一當云五寸齊齊骨六寸半靈樞骨度篇云髑骬以下至天樞長八寸天樞以下至横骨長六寸半正與此文合也一上當脱寸字寸一謂每寸一穴也凡三百六十五穴也注云經之所存者下衝脈穴正同多凡一十九穴依經總數計之凡三百八十六穴於三百穴六十五外多二十一穴注意不數膏肓二穴故云十九穴也然風池二穴足太陽與手少陽重大迎二穴手陽明與足陽明重顴髎天窗四穴手太陽與手少陽重懸釐二穴手少陽與足少陽重斷交一穴督脈與任脈重除此十一穴則僅多八穴耳此與前篇總數不符皆傳寫脱誤所致去古久遠無以定之而甲乙經經脈流注多少不同者以此分藏本無分字

卷十六

骨空論篇第六十

失枕在肩上横骨間張景岳疑是足折少陽之肩井穴折

使揄臂齊肘 折字絕句謂 肘痛如折也 男子內結七疝 合內經諸瘕者 之則七痛者當 是五藏疝及 狐疝㿗疝 在外上五寸 聖濟總錄百九十一 外下有踝字此脫去 骸下爲輔 沈果堂云侠膝之骨曰輔骨內曰內輔外曰外輔其專以 骸上爲輔者則膝旁不曰輔而曰連骸骸上者䯒之上端 也此下字 乃上之訛 一在項後中復骨下 張景岳云復當作伏沈果 堂云自顱際銳骨而下其 隱筋肉中或 者曰伏骨 骨空在口下當兩肩 沈果堂云說文或即馘 本字云或骨者以其骨 在口頰下象邦 域之回帀也 易髓無空注云易亦也骨若無孔髓亦無 空也 依注則易髓 二字當乙轉

水熱穴論篇第六十一

凡五十七穴者皆藏之陰絡 少一穴 依注數之正得五十七穴不知何以云少一穴林 氏不能是正又增陽關一穴則與尻上五行行五 之文顯然 不合矣 新校正云十二椎節下有陽關一穴 十二當 作十六 門髃骨空在髆中 髓空注云腰俞穴一名髓空 腰俞在中行止 有一穴疑非經

之髓空也若如注說則熱俞僅五十八穴且腰俞一穴與水俞重而氣穴篇中林氏所計總數又當減其一矣

釋音 蘙音兒當在闕字條後

卷十七

調經論篇第六十二 人有精氣津液注云鍼經曰汗出腠理是謂津腠理二字誤當依靈樞決氣作溱溱志意通甲乙經通下有達字神有餘則

寫其小絡之血脈字原誤血依馬本改王注亦云小絡之脈

孫絡水溢水字誤當依甲乙經作外注同藏本正文作水注文仍作外是其迹之未盡泯者亂而喜忘林校甲乙經引作善忘馬注亦云善忘以開其門如利其戶如而也春秋莊七年星隕如雨亦以如爲而病不

知所痛兩蹻爲上靈樞官能篇云結絡堅緊火之所治不知所苦兩蹻之下巨刺之注

云巨刺者刺經脈脈左痛刺右依上注例兩脈字當衍其一

卷十八

繆刺論篇第六十三　何謂繆刺注云言所刺之穴應用如
紕繆綱紀也下文明云絡病者其痛與經脈繆處故命曰繆刺安得以紕繆釋之如食頃而
已不已左取右右取左甲乙經無不已二字邪客於足太陽之絡新
校正云甲乙經云其支者從巔入絡腦還出別下項王氏
云經之正者正當作支今甲乙經支作直靈樞經脈篇亦作直直即正也林說誤甚邪
客於足陽蹻之脈注云鍼經曰陰蹻脈入鼽今靈樞脈度作頄用本字
此用假借字刺足跗上動脈注云謂衝陽穴胃之原也與胃無涉疑是
足厥陰之太衝穴刺中指爪甲上與肉交者注云謂中衝穴手心
主之井也在手中指之端去爪甲如韭葉陷者中刺可入
同身寸之一分留三呼若灸者可灸三壯此四十四字必非王注當是林
氏引別說以解經而傳寫脫其姓氏又誤置王注前也　邪客於足少陽之絡注云貫

局絡肝膽膽上脫屬字當依靈樞經脈篇補時不能出唾者刺然骨之前甲乙經無時字又刺上有繆字注云此二十九字本錯簡在邪客手足少陰太陰足陽明之絡前今正文止二十八字邪客於足太陽之絡注云以其經從踝內左右別下貫胂踝字誤當依靈樞經脈篇作髁接之應手如痛甲乙經如作而古字通

四時刺逆從篇第六十四

冬刺絡脈內氣外泄林校診要經終論引此文內作血令人善忘林校診要經終論引此文忘作渴

標本病傳論篇第六十五

冬夜半夏日中新校正云甲乙經曰五日之脾閉塞不通身病體重甲乙經無病字當刪諸病以次是相傳是字衍當依甲乙經刪

卷十九

天元紀大論篇第六十六　左右者陰陽之道路也注云金木水火運北面正之當云面北言之則左者南行右者北行而反也左右二字當互易　金木者生成之終始也新校正云陰陽應象大論曰陰陽者血氣之男女此下當依陰陽應象大論補也字下二句同　幽顯既位注云入神之道亦猶也吳刻道作理　天有陰陽地亦有陰陽木火土金水火地之陰陽也生長化收藏張氏類經刪此十六字與困學紀聞合　君火以明依注則明當作名林校至眞要大論亦引作名　甲己之歲土運統之注云當是黃氣橫於甲己是當作時

五運行大論篇第六十七　黃帝坐明堂漢書郊祀志云濟南人公玉帶上黃帝時明堂圖明堂中有一殿四面無壁以茅蓋通水水圜宮垣爲複道上有樓從西南入名曰昆侖　淮南主術訓亦云昔者神農祀於明堂明堂之制有蓋而無四方風雨不能襲寒暑不能傷蓋古制如此不可執考工記禮記以

駁上者右行下者左行左右周天餘而復會也上者右行謂太陽循黃道東行日移一度也下者左行則尚書考靈曜所謂地有四游冬至地上行北而西三萬里夏至地下行南而東亦三萬里春秋二分其中也右行左行皆一歲一周天而右行之度微不及於左行故云餘而復會是即西法之最高行矣　此論天地運行之理與五運六氣全無關七曜涉如注則仍是鬼臾區說何以黃帝疑而復問耶緯虛此言七曜皆在太虛之中非同麗一天亦非各有一天也近日西人所自矜為創論者岐伯早已言之地為人之下太虛之中者也自人視之地為下矣而地實太虛中之一物與七曜等蓋上下無定位特隨人之所見以為上下耳旨哉斯言非聖人孰能知之　故風寒在下風在空中而亦云下者莊子齊物論云夫大塊噫氣其名為風燥熱在上濕氣在中火遊行其間風寒在下西法之溫際也燥熱在上西法之火際也濕氣在中西法之冷際也寒性堅凝風以動之而太陽之火遊行其間則化而為溫矣水土之氣為太陽所吸引升而上浮至於冷際而止遂能映小為大映卑為高西人清蒙氣差之法從此生矣　在藏為肝注云肝有二布葉一小葉以難經四十二難考

之一當作七在地爲土新校正云詳注云靜而下民爲土之德
下民之義恐字誤也下民者下於民也北方生寒注云若氣似散
麻木末皆黑微見以六元正紀大論考之此下當有黃色二字
六微旨大論篇第六十八願聞天道六六之節盛衰何也
注云六六之節經已啓問見六節藏象論故曰因天之序盛衰之
時移光定位正立而待之此引八正神明論文至而至者和注云各
差十三日而應也十三當作三十新校正云金匱要略云少陰之
時陽始生陰字誤當依金匱要略作陽顯明之右注云日出謂之顯明
則卯地氣分春也分春二字疑倒制生則化吳刻制則生化蓋依王氏溯洄集改天
樞之下地氣主之氣交之分人氣從之萬物由之張景岳云王以
天樞爲穴名本至眞要大論然彼以人身爲言而此云人
氣從之萬物由之又豈止以人身言哉夫樞者開闔之機

也開則從陽而主上闔則從陰而主下樞則司升降而主中至眞要大論曰初氣終三氣天氣主之四氣盡終氣地氣主之然則三氣四氣一歲之氣交也故自四月以至八月一百二十日之間歲之旱潦豐儉物之生長成收皆係乎此

釋音 豎蘇濫切 王注豎作暫 恣音救 經注無恣字未詳

卷二十

氣交變大論篇第六十九 金肺受邪 依前後文例金肺二字應乙轉 甚則肌肉萎新校正云藏氣法時論云脾病者身重善飢肉萎 今藏氣法時論飢作肌甲乙經云善飢肌肉萎 脇下與腰背相引而痛新校正云藏氣法時論云心虛則胸腹大脇下與腰背相引而痛 今藏氣法時論無背字脈經有 不及其太過而上應五星 馬注云其字當在不及上 六常之二 其眚卽也注云發謂起也卽至也 依注則正文當有發字在卽字下 是以

象之見也高而遠則小下而近則大高於太陽則距地遠而視之若小下於太陽則距地近而視之若大五星以太陽爲心古人蓋知之矣

五常政大論篇第七十

其穀麻麥注云麻木麥火穀也麥色赤也程瑤田九穀考云經注三麥字本皆黍字後人因上注此注不應重見矣經以麥黍二穀赤色可互取之故火曰升明其穀麥而妄改之不知麥之色赤已見於火本令中火穀取麥金水令中火穀取黍此古人之神明後人所弗能及者 則冰雪霜雹新校正云詳注云雹形如半珠半字疑誤至眞要大論注亦云雹兩半珠形雹半字不誤 其穀黍稷新校正云疑麥字誤爲黍也此黍字不誤林說失之 其穀稻黍新校正云當言其穀稻麥此黍字不誤林說失之 寒極於東北熱極於西南東西二字互誤當依類經改 高處則濕下處則燥濕燥二字互誤當依類經改 自汧源縣西至蕃界積石積原誤磧今改然釋音已出磧字 川形有北向及東北西南者蕃

五百里新校正云别本作十五里以下文校之當作二十五里陽氣行晚一日陰氣行早一日晚早二字當互易廣平之地則每五十里當作二十里下文不誤有離向丙向巽向乙向震向處震向下脫艮向二字有丁向坤向庚向兌向辛向乾向坎向艮向處此艮向二字衍汗之則陽氣外泄故瘡愈吳刻愈作已已字是高者其氣壽下者其氣夭孫思邈云兒小時敏悟過人者多夭其頭如人意迴旋敏速者亦夭此卽陽勝先天之理地氣制已勝天氣制勝已張景岳云天氣制勝已如丁丑丁未木運不及而上見太陰則土齊木化上宮與正宮同癸卯癸酉火運不及而上見陽明則金齊火化上商與正商同乙巳乙亥金運不及而上見厥陰則木齊金化上角與正角同也以司天在上理無可勝故能制勝已者勝已者猶可制則已勝者不言可知矣傷其正也注云則氣有偏勝則有偏絕類經下則字作必食之已盡其餘病已卽以字

釋音　凊妻遝切經文凊作清　黔音今王注黔音陰此作今誤

卷二十一前行六元正紀大論六字當刪本書之例凡卷止一篇者卷首

六元正紀大論篇第七十一

並無目錄十七卷之調經論即其證矣　戊戌同正徵戊戌下當空一格　其運寒新

校正云少陽少陰司天爲太徵太當作上　雨風勝復同此下當有同少

宮三字　辛卯少宮同此三字衍　辛卯此二字衍　太宮太當作少　風燥橫逆吳刻

逆作運張景岳云風燥橫於歲運　問穀命太者張景岳云本篇不及之歲則言問穀而太過之歲則

無似以勝制之氣爲問穀也如卯酉年金氣不及則火勝木強其穀丹蒼巳亥年木氣不及則金勝土強其穀白黃

丑未年土氣不及則木勝水強其穀蒼黑　天氣正新校正云詳少陽司天太陰

司地太陰當作厥陰　物成於差夏注云謂立秋之後十一日也一字

誤當作三　夫子言可謂悉矣夫子下原脫之字依馬本補　丁卯丁酉歲新校

正云郎上陽明不得從之吳刻得作能乙酉乙卯歲中少商金
運新校正云承亦行復其氣以平以字誤當作未太虛臚闕新校
正云臚字疑誤釋音出朦字疑經注臚字皆朦之誤也觀長刺節論校語則釋音固在林氏前命
其差新校正云至眞要大論云夫氣之生化與其盛衰異
也吳刻盛衰二字倒與至眞要大論合至高之地冬氣常在至下之地春氣
常在周髀云極下者其地高人所居六萬里滂沲四隤而下是北極左右爲至高而中衡左右爲至下也冬氣
常在故夏有不釋之冰春氣常在故冬有不死之草少陰所至爲火府馬本火府上有大字終
爲注雨新校正云王注云疾風之後雨乃零六微旨大論注雨上有時
字少陰所至爲羽化注云有羽翼飛行之類類經翼作翮上注亦云熱
生翮形太陽寒化施於少陰新校正云詳此當云少陰少陽
言少陰而少陽可知矣不必補太者之至徐而常少者暴而亡太過年無勝復徐而

常也不及年有勝復暴而無也此與前文太過者暴不及者徐正相反**發表不遠熱攻裏不遠寒注云秋冬亦同**秋冬當作春秋

卷二十二

刺法論篇第七十二吳刻此行誤低二格又置於二十一卷之首與林氏校語不相應今雖移置於此而仍低二格又刪去下五字則兩失之矣本書奇病論引刺法曰無損不足益有餘以成其疹調經論引刺法曰有餘寫之不足補之靈樞官針引刺法曰始刺淺之以逐陽邪之氣後刺深之以致陰邪之氣最後刺極深之以下穀氣逆順引刺法曰無刺熇熇之熱無刺漉漉之汗無刺渾渾之脈無刺病與脈相逆者又本書評熱病論云風水論在刺法中腹中論云伏梁論在刺法中刺法本病二篇雖已亡佚而書中猶有引者宋人僞撰素問遺篇不知取爲根柢故備録之

本病論篇第七十三誤同上條本書痿論引本病曰大經空虛發爲肌痺傳爲脈痿**新校正云舊本此篇名在六元正紀篇後列之爲後人移於此**目總

錄尚不誤

至眞要大論篇第七十四前行至眞要大論五字當刪　太陽司天其化以寒注云對陽之化也太陽而其化反寒似與陽爲對待故云對陽之化　以所臨藏位命其病者也注云脾土位西南方及四維藏本脾土位中央似與此文並有脫誤當云脾土位中央及四維　太陰司天爲濕化注云雲雨潤濕之化也潤下似脫澤字　諸不應者反其診則見矣吳注云反變也診候也諸不應者歲運經候之常也今乃見者其候變也變則不應者斯應矣　寒司於地熱反勝之注云與前淫勝法殊貫云治者藏本貫作其　雨數至燥化迺見張景岳云燥當作濕　以酸爲之注云皆先歸其不勝已者之之字衍　六氣之復何如新校正云對化勝而有復正化勝而不復經文明云有勝則復無勝則否安得有勝而不復者乎元珠正化對化之說不特不見於經亦并不見於注不知林氏何以取之

故曰近者奇之遠者偶之汗者不以奇下者不以偶近奇遠偶言其常也汗劑近而用偶下劑遠而用奇言其變也故下有近而奇偶遠而奇偶之文食而過之注云飼而冷足仍急過之冷當作令所謂寒熱溫涼反從其病也注云而自爲寒熱以開閉固守矣開當作關熱氣大至是臧也是下脫一字吳刻有陰陽易者危注云二氣錯亂故氣危藏本無下氣字當刪各差其分注云戊之月霜清肅殺而庶物堅堅下似脫成字此之謂也注云熱不得寒是無火也寒不得熱是無水也火水二字互誤當依類經改居其中間疏諸壅塞有誤字當依類經作適其中外疏其壅塞癲閼其道注云癭起結核起字誤當依類經作氣甚者從之注云雖從其性用不必皆同類經雖作須損者益之吳刻益作溫與李東垣內傷辨合此依藏本與王氏溯洄集亦合是以反也注云故也春以清治肝而反溫也字衍

夫五味入胃各歸所喜攻酸先入肝林校宣明五氣篇引此文攻作故故字是也靈樞五味篇云五味各走其所喜正與此同

卷二十三

著至教論篇第七十五　誦而頗能解頗字誤當依御覽七百二十一作未不足至侯王至字誤當依御覽作治疑於二皇新校正云全元起本及太素疑作擬擬本字疑假借字王注竟作疑字解失其義矣

示從容論篇第七十六　若能覽觀雜學及於比類比類亦古書名金負問以自謬也言對非所問反問者之自謬也若此皆工之所時亂也然從容得之求之於從容篇可得其說脈浮而弦切之石堅浮類肺弦類肝石堅類腎復問所以三藏者以知其比類也帝曰夫從容之謂也雷公因比類而知爲三藏帝謂當於從容篇求之不引比類是知不明也此條注比類校

而雷公反不知引故帝以爲不明是以名曰診輕新校正云太素輕作經經字是

疏五過論篇第七十七

故事有五過四德下無四德之目注以四時釋之疑非也張景岳以必知天地陰陽四時經紀爲一五藏六府雌雄表裏爲二刺灸砭石毒藥所主爲三從容人事以明經道以下爲四未知是否必以比類奇恒從容知之爲工而不知道

此診之不足貴言不知比類奇恒從容三篇之義者其診不足貴也有知餘緒有郎又

亦爲粗工注云粗工不必謂解不備學者解解卽奇恒五中

決以明堂注云夫明堂者所以視萬物別白黑審長短此用脈要精微論文而改精明爲明堂蓋失之矣五色決於明堂見靈樞五閱五使篇及五色篇審於終始

可以橫行終始篇見靈樞

徵四失論篇第七十八

卒持寸口何病能中此言不問其病之何由而

起而但謂一脈以決之也注誤是以世人之語者馳千里之外不明尺寸之論此言世人之務遠而忘近也注誤慁心自得新校正云太素作自功王注亦云自功

卷二十四

陰陽類論篇第七十九　卻念上下經陰陽從容並古書名三陽爲義張景岳云三陽當作三陰謂太陰也陰陽離合論曰太陰爲開一陰至絕作朔晦注云微其氣王則朔適言其氣盡則晦王當作生適字衍新校正云注言陰生爲朔疑是陽生爲朔陰字不誤弦急懸不絕張景岳云三陽爲病皆言弦者弦屬於肝厥陰脈也陰邪見於陽分非危則病正以明肝之不足貴也上空志心新校正云肺氣下入腎志上入心神也王氏謂志心爲小心義未通刺禁論小心太素亦作志心王於彼文注云小心謂眞心神靈之宮室是小心指心不指腎也志之

所之謂之志志不必專屬腎況經文二陰二陽病在肺新
明云上空志心安得言下入腎志耶又上脘下甲乙
校正云況又以見胃病腎之說字以字衍皆歸出春經出
作於林氏引
素問又作始
方盛衰論篇第八十　肝氣虛則夢見菌香生草菌香脈經作菌苑
合之五診調之陰陽以在經脈五診即下文之脈藏內筋骨也在察也脈動
無常散陰頗陽頗字疑當作偏頗頗解道從以得以即已字
解精微論篇第八十一　教以經論從容形法陰陽皆古書名也疏
五過論云比類形名虛請問有毚愚仆漏之問新校正云
引其經疑形法即形名
全元起本仆作朴朴字是此雷公謙詞也漏即陋字故目背首注云皆視
也六書假借之例
素問既刻成恐猶有舛誤以屬顧君君益反覆研審歎曰

獨者於此書殊鮮發今始稍得其條理耳乃別爲校勘記一卷於王注及林氏案語皆有所補苴糾正或引舊說或出己見期於精當而後已其解五運行大論左右周天餘而復會據尙書緯地有四游之說謂卽西法最高行解七曜緯虛地爲人之下太虛之中據今新西法謂七曜皆在太虛非各有一天地亦與七曜等解風寒在下燥熱在上溼氣在中據西人三際之說謂水土之氣爲太陽吸引上浮卽清蒙氣差於氣交變大論據五星高下於太陽明遠近小大之故謂西法五星以太陽爲心古人已知之皆卓然不磨之論按近日西人新術謂地球與諸行星俱浮行空中環繞太陽與九重天諸輪舊說不同而與岐伯所云

七曜緯虛者適合疑卽宣夜家遺言。自古法失傳、儒者不復通其說西人精思偶合自矜創獲中土之人遂相詫以爲新奇亦未嘗求之於古書耳。顧君究極中西算術、又篤學嗜古精求其理此解實發千古之覆是不可以自祕也。爰授諸剞劂繫於書後甲寅閏秋錢塘胡澍附識

素問跋

素問古注全元起本已不可得惟王注存傳時古未遠訓詁皆有師承又得宋林億曾校讐析疑正誤方諸晉儒箋鄭注之有賈疏乎然尚有可疑者如平人氣象論云乳之下其動應衣宗氣泄也林億據全本及甲乙經並無此十一字以爲衍文按乳下之動應衣者病終不治以今驗古信而有徵林氏以爲衍文蓋因上文云其動應衣脈宗氣也似與此文不合然甲乙經本作其動應手蓋動而微則應手動而甚則應衣微則爲平甚則爲病王氏必有所本未可斷爲衍文矣痿論云有所失亡所求不得則發肺鳴鳴則肺熱葉焦故曰五藏因肺熱葉焦發爲痿躄此之謂也甲乙經無故曰以

下九字攙上下文皆五藏平列未嘗歸重于肺此處但言肺痿之由不當有此九字如謂五藏之痿皆因肺熱而成則治痿者當取手太陰下文又何以云獨取陽明耶奇病論云病脇下滿氣逆二三歲不已名曰息積甲乙經作息賁以此隸難經息賁條後則積字爲傳寫之誤無疑難經言息賁在右脇下覆大如杯久不愈病氣逆喘欬與經文正相合也天元紀大論云天有陰陽地亦有陰陽木火土金水火地之陰陽也生長化收藏故陽中有陰陰中有陽按木火以下十六字必因上文誤衍上下文義緊相承接不當以此十六字橫亘於中觀王注亦無釋是誤在王氏後矣素問該括理數詞與旨深不特爲言醫者之祖注亦精簡得經意爲俗醫苦其難

[illegible]
舊亂幾不可解因與同里顧君尚之悉心校覈兼與靈樞同
擥之粹或有益於學者未可知也道光十年歲次庚寅季冬
之月金山學人錢熙祚識

影印清儒《黄帝内經》訓詁校勘四大家

内經靈樞校勘記

顧觀光 撰

内經靈樞校勘記

史序

功實有監 監字誤諸本並作自

卷一

九針十二原第一　隨而濟之 隨原作追素問調經論注引針經亦作追 爲虛與實 小針解作爲虛與實與素問針解篇合

本輸第二　大陵掌後兩骨之間方下者也 骨字誤當依甲乙經作筋 三焦者足少陽太陽之所將太陽之別也 素問金匱眞言論宣明五氣篇兩注並引足三焦者太陽之別也與王海藏此事難知合今本無足字誤脫在下當依王注乙轉三焦爲孤府自上至下無所不統故經之在上者屬手俞之在下者居足曰足三焦謂三焦俞之在足者耳王氏謂三焦有二則大誤矣 小海在肘内大骨之外 沈果堂云内乃外之誤字 名曰風府 上文一二三四等字並當

絕句此風府下脫八字

音釋　氂莫高切又音毫按周禮春官樂師注釋文氂有毛來狸三音無毫音溜譆

按難經當作流滎音營絕小水也此本輸篇音釋誤置於此闊數下邑

角切此條當在滎字前腨時兗切此條當在出字前

卷二

小針解第三　針以得氣以即已有知調尺寸小大緩急滑濇有即又下並同

邪氣藏府病形第四　亦中其經音釋一本作下其經以上文例之下字是按微

大爲疝氣腹裏大膿血在腸胃之外脈經無腹字裏作裹腎脈急甚

爲骨瘈癲疾原脫瘈字依甲乙經補與脈經引此文合然本書癲狂篇有骨癲疾則原本亦通濇

者多血少氣張景岳云仲景曰濇者營氣不足而此曰多血似有誤觀下文刺濇者無令其血出少可

知矣

音釋　深內下音納此邪氣藏府病形篇音釋誤置於此當移下腫字條後　維厥詳此經絡有陽維陰維故有維厥此條當在息賁前

卷三

壽夭剛柔第六　黃帝曰余聞刺有三變此下甲乙經以爲黃帝少俞問答與經文異

官針第七　無針傷肉如拔毛狀素問刺要論注引針經云令針傷多如拔髮狀張景岳云卽前毛刺之義

音釋　怫愾爲意舒下許氣切當云下爲意舒此誤倒

卷四

本神第八　魂傷則狂妄不精不精則不正當人陰縮而攣

筋脈經作狂妄不精不敢正當人林億校云一作其精不守令人陰縮又脈經攣筋二字倒 腰脊不可

以俛仰脈經腰脊下有痛字

終始第九　男內女外內外二字互誤當依難經七十八難改正卽內則所謂男子主內女子主外也下文堅拒勿出女不出也謹守勿內男不入也 則陽病入於陰陰病出爲陽馬本爲作於以上句例之當是然甲乙經亦作爲 形體淫泆音釋淫泆作淫濼與甲乙經合 乃消腦髓甲乙經腦作骨

音釋　悗亂上音悶此條當在怵惕後

卷五

經脈第十　筋爲剛此假剛爲綱也本書經筋篇云太陽爲目上綱陽明爲目下綱 上魚循魚際聖濟總錄百九十一上循之間無魚字 上氣喘渴甲乙經脈經渴並作喝 起于胃口下循腹裏素問五藏生成篇刺熱篇欬論刺腰痛篇風論痿論厥論刺禁論八注口下二字並倒與

脈經合心欲動獨閉戶塞牖而處脈經欲動二字倒煩心心下急痛
此下甲乙經脈經並有寒瘅二字黃疸不能臥甲乙經云黃疸不能食唇青脈經云黃疸好臥不能
食肉唇青股膝內腫厥甲乙經脈經腫下並有痛字挾咽繫目系林億云一作循胸出
腸按素問藏氣法時論注引作循胸出脇此腸字誤下出腋下素問注上出腋下與甲乙經合出肘
內側兩筋之間筋字誤甲乙經脈經並作骨從膊內左右別下貫胛脾字
誤素問刺瘧論厥論兩注並作胂循髀外從後廉甲乙經脈經並無從字當刪以下貫
踹內踹字誤當依脈經作踹下二踹字並同踹足跟也腨足肚也二字迥別邪走足心素問陰陽
離合論注走作趣與甲乙經合以屈下頰脈經頰作額林億校云一作頷按甲乙經亦作頷抵于
頭下加頰車當於頭字絕句頭痛頷痛脈經頭下有角字起于大指叢毛
之際聖濟總錄云起于大指三毛之上素問厥論注亦作三毛毛折者則毛先死當依脈經
作氣先死手少陰氣絕則脈不通此下脈經有少陰者心脈也心者脈之合也二句以上下

文例之當有血不流則髦色不澤難經二十四難無髦字此往文當刪觀下文面黑如漆柴則謂面色非髦色也甲乙經脈經髦作髮則與足少陰氣絶證同亦誤足厥陰氣絶則筋絶筋下絶字誤當依難經作縮脈經云則筋縮引卵與舌其小而短者少氣馬本小作青與上文合去腕半寸甲乙經作一寸亦誤當依脈經作一寸半去腕一寸半聖濟總錄無半字與下文合虛則爲頭強聖濟總錄頭作頸無強字虛則足不收脛枯聖濟總錄云脛偏枯上走于心包下外貫腰脊脈經無外字則下字屬下句其別者循經上睪聖濟總錄經作脛與素問繆刺論注合

音釋

骭音旱此條當在顖字前　憺憺音淡此條當在邪字後

卷六

經水篇第十二　足太陽外合於清水清字誤素問離合眞邪論注作涇水足厥陰外合於澠水澠字誤素問注作沔水

音釋 澠彌善切 澠字無彌善切之理顯係沔字之誤

卷七

經筋第十三 名曰仲春痺 此下馬本有也字與後諸條一例 其支者別起外輔骨 起字誤當依聖濟總錄作走〇 有熱則筋弛縱緩不勝收 聖濟總錄無弛字勝字 館以生桑灰置之坎中 馬本灰作炭 循腹裏結于肋 聖濟總錄肋作脇 循脊內挾脅 脊脅二字互誤當依甲乙經改 其支者後走腋後廉 走上後字誤當依聖濟總錄作別 其病小指支肘內銳骨後廉痛 甲乙經支作及 入腋下腋下痛 聖濟總錄腋下二字不重 散胸中結于臂 臂字誤當依聖濟總錄作賁 循臂下繫于臍 臂字誤當依聖濟總錄作賁 支轉筋筋痛 甲乙經筋字不重

骨度第十四 肘至腕長一尺二寸半 聖濟總錄無半字又以難經考之則肘至腕膗一尺一寸

內經靈樞校勘記

卷八

五十營第十五　下水二刻素問八正神明論注下水二字倒下並同

營氣第十六　內穀爲寶素問平人氣象論痺論刺志論三注寶並作實　上循腹裏

入缺盆以上文例之此下當云是任脈也

脈度第十七　五藏常內閱於上七竅也閱字似費解然十一卷師傳篇云五藏之氣閱於面者余已知之矣十二卷五閱五使篇云五官者五藏之閱也則閱字不誤不得引難經以繩之

四時氣第十九　骨爲幹今經脈篇有此文　癘風者素刺其腫上素字誤甲乙經作素　藁肝肺散于胃胃原作肓與脈經合且下有取之肓原之文則此字不當改　善嘔

嘔有苦此下脈經有汁字　在上脘則刺抑而下之脈經作抑而刺之

音釋　濁者一本作淖滑利也此營衞生會篇音釋誤置於此

卷九

五邪第二十　背三節五傾之傍三節旁乃肺俞五椎旁則心俞也肺病不當刺心甲乙經脈經並無五傾二字當刪

寒熱病第二十一　陽入陰陰出陽交于目銳眥卷八脈度篇云蹻脈屬目内眥合于太陽陽蹻而上行本卷熱病篇云目中赤痛從内眥始取之陰蹻則此銳字乃内之誤

癲狂第二十二　灸骨骶二十壯骨骶二字誤倒當依甲乙經乙轉上文亦云窮骨者骶骨也

熱病第二十三　勿刺膚喘甚者死刺膚二字誤倒當依脈經乙轉　唇口嗌乾取之皮下言索脈於心則皮當作脈　熱病面青腦痛林億校甲乙經腦痛引作胸痛又校素問刺熱篇引作而胸脇痛是甲乙經注脫脇字也脈經亦作而胸脇痛　瘈瘲而狂取之脈下言索血於心則脈當作血

卷十

厥病第二十四　貞貞頭重而痛甲乙經貞貞作員員按素問刺熱篇云其逆則頭痛員員脈引衝頭也又云其逆則項痛員員澹澹然似此字當依甲乙經改然音釋已作貞心腹痛發作原作心腸痛憹作痛按脈經云心腹痛懊憹發作

病本第二十五　先病後泄者治其本馬本先病下有而字

雜病第二十六　刺足陽明曲周動脈周當作角耳前骨上起者形曲故曰曲角諸書並誤作曲周惟素問氣府論注不誤當依改

周痺第二十七　帝曰善余已得其意矣岐伯曰原無岐伯曰三字張氏類經并刪帝曰下九字謂即下文之複衍於此者亦可從　九者經巽之理十二經脈陰陽之病也與上文不相屬疑有脫誤

卷十一

五亂第三十四　請著之玉版命曰治亂也篇題五亂而此云治亂必有一

誤

脹論第三十五　輕輕然而不堅 輕字似誤甲乙經脈經並作殼殼然脹論言

無問虛實工在疾寫 脹論二字誤當作夫子

卷十二

逆順肥瘦第三十八　伏行出屬跗下 屬跗二字原倒本書骨度篇云膝膕以下至跗屬長一尺六寸跗屬以下至地長三寸則二字不當乙轉矣又十八卷動輸篇云其別者邪入踝出跗屬上入大指之間則此下字乃上之誤下文別絡結則跗上不動即其證也

音釋　悗音悶 此血絡論音釋誤置於此

卷十三

病傳第四十二　喬摩灸熨 甲乙經喬作按

淫邪發夢第四十三　陽氣盛則夢大火而燔焫 御覽三百九十七引

針經夢下有涉字焫作灼與素問脈要精微論同　陰陽俱盛則夢相殺此下御覽有毀傷二字與素問同　心氣盛則夢善笑御覽善作喜脈經同　則夢見邱山煙火御覽煙作衢　則夢聚邑衝衢御覽衝作街脈經同　客于陰器御覽無器字　客于脛御覽脛作足　及居深地窌苑中此五字御覽作深窌內三字　則夢禮節拜起御覽起作跪

外揣第四十五　余親授其調疑當云親受其詞

卷十四

五變第四十六　人之善病風厥漉汗者此四字甲乙經作漉漉汗出者

音釋　臏臗當在漉字條後骹敲當在骺字條後

卷十五

五色第四十九　其隨而下至胝爲淫胝即骶

卷十六

逆順第五十五　所以候血氣之虛實有餘不足此下馬本有也字當補

五味第五十六　黄帝曰願聞穀氣有五味甲乙經以爲黄帝岐伯問答與經文異

所言五色者馬本言作謂

卷十七

水脹第五十七　䘓以留止甲乙經以作乃

衛氣失常第五十九　黄帝問于伯高曰何以知皮肉氣血筋骨之病也此下甲乙經以爲黄帝岐伯問答與經文異

玉版第六十　故聖人弗使以成藏本以作已二字通

卷十八

動輸第六十二　邪入踝出屬跗上屬跗二字誤倒當依逆順肥瘦篇乙轉今彼文反依此改爲屬跗矣沈果堂云足上曰跗其外側近踝者曰跗屬

陰陽二十五人第六十四　左角之人甲乙經左作右林億校云大角一日左角右角一日少角　釱商之人甲乙經作太商　小商之人趙本小作少與甲乙經合下小羽同

音釋

䯒行杭此條當在豕字後

卷十九

五音五味第六十五　上循背裏素問骨空論注引針經背作脊　循腹上行上下原有右字按素問腹中論奇病論骨空論三注並作循腹各行則右乃各之誤不可删

卷二十

寒熱第七十　有赤脈上下貫瞳子赤脈下脫從字當依脈經補　見赤脈不下貫瞳子馬本無見字當删

音釋 痀拘 經文無痀字未詳

卷二十一

官能第七十三 余司誦之 司字誤當依王維德銅人腧穴針灸圖經作試 出入之 音釋合一作會按圖經亦作會 謀伐有過 謀字誤當依圖經作詠 知解結 圖經解結上有雪汙二字當補本書九針十二原篇云夫善用針者取其疾也猶雪汙也猶解結也下文知補虛寫實正與此爲偶句 明通于四海 明字衍當依圖經刪 以輸異處 以字誤當依圖經作滎 把而行之 音釋把一作犯按圖經亦作犯 觀於窈冥 音釋窈冥一作冥冥按素問八正神明論亦作冥冥 邪氣之中人也 素問邪氣作虛邪與邪氣藏府病形篇合當依改 下工守其已成 守字誤當依素問作救 遂大其穴 遂字誤當依素問調經論作搖 察陰陽而兼諸方 此下素問注吳刻有論字似衍今已刪去

論疾診尺第七十四 水泆飲也 脈經泆作淡淡即痰字 瘕且出也 脈經

病作汗脈小甚少氣悗脈經悗作色白二字

卷二十二

衞氣行第七十六　入五指之間經文無稱五指之例以入經脈篇校之當作中指入氣行一周與十分身之八素問八正神明論注行下有在於身二字與下文一例當補在於三陽以下文例之在上當有病字

九宮八風第七十七　故聖人日避虛邪之道日疑曰如避矢石然後邪弗能害原無後字則於然字絕句亦通是故太一入徙立於中宮馬本無入字風從南方來素問移精變氣論注引八風始東方終東北方與今本異內舍於心外舍於脈此二句素問注倒下並同

卷二十三

九鍼論第七十八　肝主泣馬本泣作淚邪入於陽轉則為癲疾

邪入於陰轉則爲瘖林億校素問宣明五氣論引孫思邈說與此同兩轉字並作傳

歲露論第七十九　從西方來此下甲乙經有而大二字

卷二十四

癰疽第八十一　治之其中乃有生肉大如赤小豆治之二字當依甲乙經移置赤小豆下

音釋　𤕤𤕤古括檴字此條當在𢑁字後

顧君旣爲素問校勘記以靈樞雖舊所商定而亦不無踳漏今新刻本已成不復能增益改竄因亦別爲校勘記一卷追惟先君子校此二書再三慎重不敢遽授之梓者以古書饋遺傳譌已久非一時所能辨析況醫術關係至重有所乖謬貽誤非淺故也今顧君悉心研搉不憚再三

國與　先君同志而能始終成就此刻者也小子實有感

焉敬識弗諼培杰葆蓀識

靈樞跋

漢志黃帝内經十八卷王冰云素問即其經之九卷也兼靈樞九卷乃其數焉。張仲景傷寒論序以九卷與素問並言王叔和脈經皇甫謐甲乙經凡引靈樞者皆直稱爲九卷下至唐王燾外臺祕要亦然故有謂靈樞之名自王冰始者然甲乙經引「少陰終候」一條已稱靈樞則其名不始於王冰也素問三部九候論注引靈樞經云經脈爲裏支而横者爲絡絡之别者爲孫絡調經論注引鍼經文同林億云王氏之意指靈樞爲鍼經注中引鍼經者多靈樞之文但以靈樞今不全故未得盡知也據此則林氏所見靈樞已非完本細繹王注引靈樞經又引鍼經其爲二書無疑經脈爲裏三句或二經並有之而王注亦兩引之未必指靈樞爲鍼經也館閣書目云黃帝鍼經九卷八十一篇與靈樞經同鍼經以九鍼十二原爲首靈樞以精氣爲首間有詳略林億校甲乙經序云黃帝内經十八卷鍼經三卷最出遠古二說皆别鍼經於靈樞之外而卷數又不同今靈樞以九鍼十二原爲首無所謂精氣篇者又與館閣書目不合古書傳寫已久愈遠而愈失其眞類若斯矣林億校素問凡經注與靈樞同者多引甲乙經之文於脈要精微論云陰盛則夢涉大水恐懼至此乃靈樞之文誤置於斯仍少心脾腎氣盛所夢今具甲乙經中於八正神明論云周天二十八宿至日行二十八宿也本靈樞文今具甲乙經中於至眞要大論云論言至曰平本靈樞經之

文今出甲乙經三處皆明言靈樞而仍引甲乙經爲證非以其所見之靈樞脫誤甚多而不可讀耶至紹興中史崧進靈樞經二十四卷自稱家藏舊本蓋史氏得不全之書而釐析增益復爲八十一篇又非林氏所見之本矣素問三部九候論注引靈樞經持鍼縱捨論云少陰無輸心不病乎曰其外經病而藏不病故獨取其經於掌後銳骨之端今此文見邪客篇中不名持鍼縱捨其證一也素問遺氣大式論與引靈樞經云太一者水尊號先天地之母後萬物之源今靈樞無此文其證二也虞氏難經注引靈樞病總曰凡五泄者春傷於風寒邪留連乃爲洞泄今靈樞無病總篇惟論疾診尺云春傷於風夏生飧泄腸澼其證三也反覆尋究今本之非古

書無疑惟是今本之文多出於甲乙經而甲乙經本取素問鍼經明堂三部之書分類編次則與鑿空僞撰者迥不相同且今甲乙經亦多脱誤如鍼道篇知其所苦上脱去三百餘字而靈樞官能篇具有之餘亦互有得失用以校勘裨益實多

提要謂其書雖僞而其言則綴合古經具有原本可謂持平之論或竟以爲王冰所僞撰則考之未審也今最舊惟史崧本已多脱文譌字馬元臺張介賓輩雖尊信是書好以意改竄又不曉古人轉注假借之法望文生義句讀之未能通而强言訓詁議論愈多經旨愈晦余甚爲斯道憂之癸巳冬與尚之商推疑義取甲乙經與是書互相考校參以諸書所引

擇善而從仍一一注明於本句之下以存其舊其諸家說讀誤改之處概置弗論非特不勝辨抑亦不足辨耳史氏音釋甚爲疎略間有一二足以正今本之誤者仍附卷末以備考顧君澗薲藏書兼通醫理其所更正助我爲多焉甲午首夏

錢熙祚錫之甫識

素問靈樞二書　先君子嘗校正擬刊入守山閣叢書既寫定矣以卷帙稍繁兼未得見宋刊本爲歉壬寅冬借元妙觀道藏本校閱間有異同絕無勝處遂置之閒歲以來不肖兄弟承　遺命補刊指海既竣爰及是稿泣念先君子數載苦心當大有裨益於世不忍聽其湮沒因商之張君嘯山覆校付梓一以竟　先君子未竟之緒一以

使業是書者不爲俗本所誤其不入守山閣叢書者以叢書編定已久且卷帙多以單行爲便也咸豐三年八月乙亥識生明不肖男培杰蓀附識

附

顧尙之別傳　　　　南匯　張文虎

國朝歷算之學、陵越百代。蓋自宣城梅氏始、而同時吳江王氏、亦能研究中西、深涉穾奧、其後學者各以心得箸書自見。然大都主於發明西法、惟元和李氏解釋三統四分統天諸術用數之原、及正負開方方程天元如積之術、甘泉羅氏發揮四元演爲細草、古法大昌、而咸豐以來、西人新術益入中國、錢唐戴君煦、海寧李君善蘭、別以其術精求對數、超出西人本法之上、於是不特古法爲土苴、卽西人舊術亦筌蹏矣。吾友顧尙之氏曰、積世積測、積人積智、歷算之學後勝於前、微特中國、西人亦猶是也。舊法者、新法之所從出、而要不離舊法之範圍、且安知不紬繹焉、而別有一新法在乎。故凡以爲已得新法而舊法可唾棄者、非也、中西之法可互相證而不可互相廢、故凡安其所習而黨同伐異者亦非也、烏乎、眞通人之論哉。君名觀光、字賓王、尙之其別自號也、世居金山、以醫學行於鄉里、爲善人君生未能言卽識字、或呼壁閒字、輒手指之百不爽每啼哭，輒以此餌之，能立後，常持箸醮水畫之若作字者。父教以讀書，日夜輒數十行，九歲畢五經、四書，學爲制舉文，十三補學官弟子，旋食餼，三試鄉闈不售，而祖、父相繼沒，遂無志科第，承世業爲醫。鄉錢氏多藏書，恆往假忞讀之，遂博通經傳史子百家，尤究極古今中西天文歷算之術，靡不因端竟委，能抉其所以然，而摘其不盡然，時復蹈瑕抵隙，而蒐補其未備。如據周髀算經笠以寫天青黄丹黑之文，及後文凡爲此圖云云，而悟篇中周徑里數皆爲繪圖而設，天本渾圓，以視法變爲平圓，則不得不以北極爲心，而内、中、外衡以次環之，皆爲借象，而非眞以平遠測天也；開元占經曾歷積年於算不合，君用演紀術推其上元庚子至開元二年歲積，知占經少三千六十年，又以占經顓頊歷歲積攷之史記秦本紀、始皇本紀，知其術雖起立春，而以小雪距朔之日爲斷，蓋秦以十月爲歲首，閏在歲終，故小雪必在十月，昔人未之言也；李尚之用何承天調日法攷古歷日法朔餘强弱，不合者十六家，君以爲未盡强弱之微，別立術以日法朔餘展轉相減以得强弱數但使日法在百萬以上皆可求惟朔餘過於强率者不可算耳授時術以平立定三差求太陽盈縮梅氏詳說數衍未明君讀明志乃知卽三色方程之法謂凡兩數升降有差彼此遞減必得一齊同之數引而伸之卽諸乘差則八綫對數小輪撱圓諸術皆可共貫讀占經所載瞿曇悉達九執歷而知回回泰西歷法皆淵源於此其所謂高月者卽月孛月藏者卽月引數日藏者卽日引數特偁名不同亦猶回歷之偁歲實爲宮分日數朔策爲月分日數之類是也其論發源江氏冬至權度推劉宋大明五年十一月乙酉冬至前以壬戌丁未二日景求太陽實經度而後求兩心差乃專用壬戌今求得丁未兩心差適與江氏古大今小之說相反蓋偏取一端以伸己見其根誤在高衝行太疾也西法用實朔距緯求食甚兩心實相距術繁而得數未確君以前後兩設時求食甚實引徑得兩心實相距不必更資實朔較本法爲簡而密矣西人割圓止知內容各等邊之半爲正弦而不知外切各等邊之

爲正切君依六宗三要二簡諸術別立求外切各等邊正切綫法以補其闕杜德美求圓周術用圓内六邊形起算雖巧而降位尚遲君謂内容十等邊之一邊即理分中末綫之大分距周較近且十邊形之周與邊同數不過遞進一位而大分與全分相減即得小分則連比例各率可以較數取之入算尤簡易因演爲諸乘差表可用弧度入算而不用弧背眞數然猶慮其難記且仍不能無藉於表因又合兩法而用之則術愈簡而弧綫直綫相求之理始盡錢唐項氏割圓捷術止有弦矢求餘綫術君以爲亦可通之切割二綫因補立其術西人求對數以正數屢次開方對數屢次折半立術繁重李氏探源以尖堆發其覆捷矣而布算猶繁且所得者皆前後兩數之較可以造表而不可徑求戴氏簡法及西人算學啓蒙並有新術而未盡其理君别爲變通以求二至九之八對數因任意設數立六術以御之得數皆合復立還原四術又推而衍之爲和較相求八術自來言對數者未之聞也君又謂對數之用莫便於施之八綫而西

人未言其立表之根因冥思力索得之仍用諸乘差法迎刃而解尤晚歲造微之詣也其它凡近時新譯西術如代數微分積分諸重學皆有所糾正類此君於輿地訓詁六書音韵宋儒性理以至二氏術數之學皆能洞徹本末尤喜校訂古書綴緝其散佚嘗以馬氏繹史尙多漏略寫補眉上字如蠶子無空隙錢通判熙祚輯守山閣叢書及指海以屬君君以治病不能專力舉文虎自代仍常佐校讎中多所商定別校刊素問靈樞用功尤深錢教諭熙輔輯藝海珠塵壬癸二集及刊重學錢縣丞培名輯小萬卷樓叢書婁韓中書應陛刊幾何原本後九卷君皆與參訂君視疾不以饋有無爲意性坦率貌黑而肥衣服樸陋不知者以爲村野人嘗有富人招君君徒步數里遇雨因跣足至門僕豎詰姓名告曰醫者也入則主人相視錯愕耳語以爲冒顧先生來者診已定方伸紙疾書脈及病狀引據内經仲景洋洋千百言曰向所治皆誤今當如是主人乃改容爲禮具肩輿以送君大笑不受仍跣足歸本善飲酒然三四行即偁醉固

強之數十觴縱談忘告起矣咸豐閒粵寇日逼人心惶然强以算理自遣十年遭母喪明年賊入鄉避亂東走奉賢南匯閒旣而暫歸藏書多毀壞零落而次子澐爲賊虜驚憂不復出明年婦唐及季子源先後死慘悼成疾將終以所箸書屬長子深曰求爾師爲我傳及李壬叔序之遂無它言卒年六十四深嘗從文虎游壬叔者李善蘭也深澐皆諸生當賊至時深獨挈君書逃浦江東得以免君所箸曰算賸初續編凡二卷曰九數存古依九章爲九卷而以堆垜大衍四元旁要重差夕桀割圜弧矢諸術坿焉皆采自古書而分門隸之曰九數外錄則隱括西術爲對數割圓八綫平三角弧三角各等面體圓錐三曲綫靜重學動重學流質重學天重學凡記十篇曰六歷通攷則據古經所紀黄帝顓頊夏殷周魯積年而爲之攷證曰九執歷解曰回回歷解皆就其法而疏通證明之曰推步簡法曰新歷推步簡法曰五星簡法則就疇人所用術改度爲百分趨其簡易而省其迂曲曰古韻則本休寧戴氏陰陽同入之說兼取顧江段孔

諸家分爲二十二部雜以詩騷證其用韵之例上皆種别爲卷曰七國地理攷以七國爲綱隸諸小國於下而采輯古書實以今地名凡十卷曰國策編年攷求策文年次先後以篇目四散隸之殆周貞定王元年訖秦始皇二十六年爲一卷曰周髀算經列女傳吳越春秋華陽國志諸校勘記皆記其異文脫誤或采補逸文曰神農本草經曰七緯拾遺曰帝王世紀皆所輯古人已佚之書其曰古書逸文者卽所以補馬氏繹史者也餘凡所校輯已刊入守山閣叢書及指海者不復及以上皆君所手訂其身後深所搜括而文虎爲之别編者曰算賸餘藁曰雜箸凡若干篇君又據林億校注傷寒金匱謂今次非是别各編宋本目次於傷寒論審訂譌舛略采舊說閒下已意爲注未成書僅成辨脈平脈太陽上中凡四篇嘗以學者讀禹貢不得其條理因爲之釋遠近爭傳寫之爲讀本然往往牽於俗見以意改竄失君本恉别見文虎序中蓋君於學實事求是無門戶異同之見不特算術爲然而算術爲最精夫後有作者君所未知不

敢言若其既見則可謂集大成也已

論曰觀顧君之幼慧殆所謂生有自來者邪或者乃謂以君之學籍不出諸生壽不及古稀宜若天靳之者烏乎孔子曰求仁而得仁又何怨君所志者博大宏達綜貫天人亦既得之矣雖貴爲王侯壽如彭鏗何以易此彼委巷拘墟得失長短之見小人哉小人哉

右守山閣單刻本内經素問靈樞各二十四卷附顧尙之先生校勘記二卷書成於咸豐甲寅越七年辛酉仲秋粤賊闌入邑境錢氏所刊與所藏舊板都三百餘種俱蕩爲灰燼稱書林之浩刼焉時尙之先生年六十餘別手訂所著書幾二十種皆未授梓明年壬戌先生沒長子深抱遺書間關兵火幸得無恙迨光緒初元始由先祖近齋府君暨獨山莫祥芝大令次第刊行所未刊者祇古書逸文文子列女傳校勘記數種今藏同邑姚石子外兄處又校本尙書大傳四書史記及雜箸殘稿十餘册則均家大人歷年搜訪所得將謀一一整理同付剞劂獨古韵一種稿佚已久今不知尙存天壤間否内經初刻而旋燬故印本流傳視錢氏他所刻書尤尠近時藏家皆未箸錄惟瑞安李笠國學用書撰要曾一引之而南陵徐積餘丈亦藏有一本此外竟未之見也民國甲子乙丑之間蘇浙搆釁我邑再被兵基旣奉親避居海上汲汲然惟以家藏書十餘萬卷是慮顧猶日走書肆摩抄故楮爲遣而徐丈亦僑滬有年時相從縱譚海内

故家文物必數錢氏守山閣自經兵燹漫不可問相與慨然久之今忽忽又三四年念世變之方殷懼斯文之將墜頗欲盡刊先正遺書以爲國學一綫之傳會家大人重印武陵山人遺書及顧氏兩種既竣因請於徐丈先以内經景印行世海内宏達如藏有古韵原稿切願惠然頷假俾得繼此印行則不僅基一人之私幸已戊辰十一月金山高基君定識

影印清儒《黄帝内經》訓詁校勘四大家

素問校義

胡澍 撰

胡澍

胡澍(一八二五—一八七二)，中醫文獻學家，安徽績溪人，字荄甫，又字甘伯，號石生，又號甘石、丹伯。其室名長守閣。咸豐九年(一八五九)舉人，納捐爲郎中，分發户部山西司。中年多病，因而學醫。在北京得宋本《素問》(即明顧從德翻宋本)，并以明熊宗立本、《道藏》本及唐以前古書悉心校勘，發明古義，而著《素問校義》。此外，他還著有《説文解字部目》《止觀輔行傳宏訣》等。他還精篆書，善畫梅。

胡澍在《素問校義·附記》(今存於天津中醫藥大學)中説：

同治三年(一八六四)甲子三月，借都門玉清觀明正統間所刊道藏本詳校一過。時館西城瓜爾佳氏壽鴻堂。胡澍記。

甲子(一八六四)長夏，借唐猷卿鹺尹所藏明熊宗立刊本復校一過。胡澍再記。

戊辰秋(一八六八)，從寶名齋書坊借得明萬曆甲申周曰校刊本，再校一過。以索還甚急，第二十卷以下只校經文，其注未校。時寓京師宣武門外大吉巷。胡澍。

從上述三條可以看出，胡澍博采衆本，以顧從德翻宋本爲底本校之，歷時多年，故《素問校義》每多精闢之論。從《黄帝内經》文獻發展史上看，《素問校義》的出現，標志着《黄帝内經》校詁學派在清末已經發展到一個更高的相對獨立的階段。

附：劉師培《黄帝内經素問校義跋》（選自《左盦集》卷七）

《黄帝内經素問校義》一卷，績溪胡氏澍著。訓『時』爲『善』，易『搏』爲『專』，以及『至人』『名木』二條，均窮探聲音訓故之原。惟原書『不妄作勞』，胡氏據全、楊本易爲『不妄不作』，其誼甚允。復引《徵四失論》『妄言作名』以證『妄』『作』對文，『作』義同『詐』則殊不然。『作』即創始之義，『不作』者與《老子》『不敢居天下先』同。若改『作』爲『詐』，豈『妄言作名』亦可稱『妄言詐名』乎？又原書『若有私意，若已有得』，胡氏謂當作『若私有意』，猶言『私有所念』，『已』與『私』同，猶言『私有所得』。案，『若有私意』，與《詩》『如有隱憂』例同。『意』與『臆』通，猶後世所謂『竊念』『默測』也。若『已』字當從趙氏之謙説，訓爲『已然』之『已』，亦不必訓爲『人已』之『已』也。又原書『陰陽者，萬物之能始也』，胡氏以《天元紀大論》之文爲例，易爲『金木者，生成之終始』。案，『能始』二字，義亦可通。『能』『台』古通，如『三能』亦作『三台』是。《漢書·天文志》『三能』，《文選》盧諶詩作『三台』。故《禮記·樂記正義》云：『古以今「能」字爲「三台」之字。』疑此文『能』字亦『台』字借文。『胎』從『台』聲，《爾雅》訓『胎』爲『始』，則『台』亦兼有『始』義。『能始』叠詞同訓，與上文『徵兆』同。若夫『虚無之守』，胡氏易『守』爲『宇』。案，『守』字從『宀』，居位曰『守』，則『守』字引申亦有『居』義，不必易『宇』而後通。此均胡説之失也。考《内經》一書，多屬偶文韵語，惟明於古音古訓，厘正音讀，斯奥文疑義涣然冰釋。胡氏之書，卷帙雖尠，然後有爲醫經作疏者，必將有取於斯書，則疏理古籍之功曷可少哉！

素問校義

黄帝内經素問校義

績谿胡澍學

素問

宋林億等校曰按王氏不解所以名素問之義全元起有說云素者本也問者黄帝問岐伯也方陳性情之源五行之本故曰素問元起雖有此解義未甚明按乾鑿度云夫有形者生於無形故有太易有太初有太始有太素太易者未見氣也太初者氣之始也太始者形之始也太素者質之始也氣形質具而痾瘵由是萌生故黄帝問此太素質之始也素問之名

義或由此俞氏理初持素目錄序曰素問名義如素王之素黃帝以大神靈徧索先師所惜著之精光之論仍復請藏愼傳古人刑名八索九邱素索邱皆空也刑痛皆空設之欲人不犯法不害性故曰湯液醪醴爲而不用澍案全說固未甚明林說亦迂曲難通俞氏以索證素是矣而云素索邱皆空也雖本劉熙張衡爲說見釋名及昭十二年左傳正義實亦未安今案素者法也鄭注士喪禮曰形法定爲素宣十一年左傳曰不愆于素漢博陵太守孔彪碑曰遵王之素索皆謂法字通作索六節藏象論注八素經林校曰素一作索書序八索昭十

二年左傳八索釋文並曰索本作素昭十二年左傳是能讀三墳五典八索九丘賈逵曰八索三王之法定四年傳疆以周索杜預曰索法也黄帝問治病之法於岐伯故其書曰素問素問者法問也猶後世揚雄著書謂之法言矣三墳五典八索九丘典索皆得訓法夫曰五法八法之問義無乖牾若如俞說則是八索爲八空九丘爲九空素問爲空問不詞孰甚焉故特辨之

人將失之邪

今時之人年半百而動作皆衰者時世異邪人將失之邪澍案人將失之邪當作將人失之邪下文曰人年老而無子者材力盡邪將天數然也也與邪古字通大戴禮五帝德篇請問黃帝者人邪抑非人邪樂記正義引邪作也史記張儀傳此公孫衍所謂邪秦策邪作也淮南精神篇其以我為此拘拘邪莊子大宗師篇邪作也是也上句用邪而下句用也者書傳中多有之昭二十六年左傳不知天之棄魯邪抑魯君有罪於鬼神故及此也史記淮南衡山傳公以為吳興兵是邪非也貨殖傳豈所謂素封者邪非也是也徵四失論曰子年少智未及邪將言以雜合邪與此文同一例將猶抑也時世異邪將人失之邪謂時世異邪抑人失之邪材力盡邪將

天數然也謂材力盡邪抑天數然邪子年少智未及
邪將言以襍合邪謂子年少智未及邪抑言以襍合
邪注以將爲且失之楚策曰先生老悖乎將以爲楚
國祅祥乎漢書龔遂傳曰今欲使臣勝之邪將安之
也也與邪通楚辭卜居曰吾甯悃悃款款朴以忠乎將送
往勞來斯無窮乎甯誅鋤草茅以力耕乎將游大人
以成名乎以上將字亦並爲詞之抑

食飲有節起居有常不妄作勞

上古之人其知道者法於陰陽和於術數食飲有節
起居有常不妄作勞故能形與神俱而盡終其天年

三

度百歲乃去食飲有節三句林校曰按全元起注本云飲食有常節起居有常度不妄不作太素同樹案全本楊本是也作與詐同月令毋或作爲淫巧以蕩上心鄭注曰今月令作爲爲詐僞荀子大畧篇曰藍苴路作似知而非作亦詐字法於陰陽和於術數相對爲文飲食有常節起居有常度相對爲文不妄與不作相對爲文徵四失論曰飲食之失節起居之過度又曰妄言作名亦以節度妄作對文作古讀若胙上與者數度爲韻下與俱去爲韻王氏改飲食有常節起居有常度爲食飲有節起居有常則句法虛實不對改不妄不作爲不妄作勞是誤讀作爲作爲之作楊上善太素注誤同而以作勞連文殊不成

義既乖經旨又昧古人屬詞之法且使有韻之文不能諧讀一舉而三失隨之甚矣古書之不可輕改也

以耗散其眞

以欲竭其精以耗散其眞林校曰按甲乙經耗作好　澍案以耗散其眞與以欲竭其精句義不對則皇甫本作好是也好讀者好之好好亦欲也凡經傳言者好卽者欲言好惡卽欲惡孟子告子篇所欲有甚於生者中論天壽篇作所好苟子不苟篇欲利而不爲所非韓詩外傳作好利作耗者聲之誤耳王注謂輕用曰耗乃肌說不可通

不時御神

不知持滿不時御神林校曰按別本時作解澍案時字是解字非也時善也不時御神謂不善御神也小雅頍弁篇爾殽既時毛傳曰時善也廣雅同解與時形聲均不相近無緣致誤亦無由得通葢後人不明時字之訓而妄改之且善亦有解義學記相觀而善之謂摩正義曰善猶解也是也愈不必改爲解矣

夫上古聖人之教下也皆謂之

林校曰按全元起注本云上古聖人之教也下皆爲之太素千金同楊上善云上古聖人使人行者身先行之爲不言之教不言之教勝有言之教故下百姓

儆行者衆故曰下皆爲之澍案全本楊本孫本及楊
說是也夫上古聖人之教也句下皆爲之句下皆爲
之言下皆　之也書梓材厥亂爲民論衡效力篇引
作厥率化民是爲即化也王本作謂者爲之借字耳
僖五年左傳曰一之謂甚其可再乎六微旨大論曰
升已而降降者謂天降已而升升者謂地昭元年傳
曰此之謂多矣若能少此吾何以得見十年傳曰佻
之謂甚矣而壹用之二十一年曰登之謂甚吾又重
之周語曰守府　謂多胡可興也晉語曰八年之謂
多矣何以能久大戴禮少閒篇曰何謂其不同也從此

元本楚策曰人皆以謂公不善於富摯管子霸言篇曰故貴爲天子富有天下而我不謂貪者韓詩外傳曰王欲用女何謂辟之又曰何謂而泣也淮南人間篇曰國危而不安患結而不解何謂貴智列女傳仁智傳曰知此謂誰新序襍事篇曰何謂至於此也漢書文帝紀曰是謂本末者無以異也以上並以謂爲爲爲與謂一聲之轉故二字往往通用說苑君道篇則何爲不具官乎晏子春秋問篇爲作謂呂氏春秋精輸篇胡爲不可淮南道應篇爲作謂文子微明篇居知所爲淮南人間篇爲作謂此從道藏本漢書高帝紀酈食其爲里監門英布傳胡爲廢上計而出下

計史記爲並作謂正如素問下皆爲之而王氏所據本爲字作謂蓋假借皆主乎聲語辭之爲通作謂行爲之爲通作謂作爲之爲通作謂故化爲之爲亦通作謂王氏不達誤以謂爲告謂之謂乃升下字於上句也字之上以上古聖人之教下也爲句皆謂之三字下屬爲句失其指矣

恬惔虛无

恬惔元熊宗立本明道藏本均作恬憺澍案一切經音義十六引蒼頡篇曰惔恬也是惔與憺同憺之爲惔猶澹之爲淡文選潘安仁金谷集詩綠池汎淡淡李善曰淡與澹同然釋音作恬惔則宋

本本作恬憺陰陽應象大論樂恬憺之能藏本作恬惔憺亦與憺同淮南俶眞篇注憺定也後漢書馮衍傳注憺定也澹與淡同故淮南泰族篇靜漠恬淡其字之作淡移精變氣論此恬憺之世亦並作恬憺

其民故曰朴

故美其食任其服樂其俗高下不相慕其民故曰朴

林校曰按別本曰作日宋本日上衍云字今據熊本藏本刪　按日字義不可通別本作日是也日與孟子盡心篇民日遷義之日同義言其民故日以朴也作曰者形似之誤大戴禮曾子天圓篇故火日外景而金水內景淮南天文篇日作曰誤與此同

髮始墮　髮墮　鬚眉墮

五七陽明脈衰面始焦髮始墮又下文曰五八腎氣衰髮墮齒稿長刺節論曰病大風骨節重鬚眉墮熊本藏本作墮王於墮字均無注澍案墮本作鬌說文鬌髮墮也字通作隳隳墮之為言禿也墨子修身篇華髮隳顛而猶弗舍隳顛即禿頂今俗語猶然髮禿謂之墮鬚眉禿謂之墮毛羽禿謂之毨文選江賦產毨積羽李善曰毨與毨同引字書毨落毛也郭璞方言注曰鬌毛物漸落去之名角禿謂之隨呂氏春秋至忠篇荊莊哀王獵於雲夢射隨兕中之尾禿謂之橢淮南說山篇髡屯犁牛既科以橢高誘曰科無角橢無尾草木葉禿謂之墮脈解篇草木畢落而墮[illegible]四上不知[illegible]

布葉不聲義並同也

此雖有子男不過盡八八女不過盡七七

帝曰有其年已老而有子者何也岐伯曰此其天壽過度氣脈常通而腎氣有餘也此雖有子男不過盡八八女不過盡七七而天地之精氣皆竭矣王注此雖有子三句曰雖老而生子子壽亦不能過天癸之數澍案此謬說也詳岐伯之對謂年老雖亦有子者然大要生子常期男子在八八以前女子在七七以前故曰此雖有子男不過盡八八女不過盡七七而天地之精氣皆竭矣男不過盡八八之男即承上文

之丈夫而言女不過盡七七之女卽承上文之女子而言并非謂年老者所生之子何得云子壽亦不過天癸之數乎且老年之子必不壽亦無是理

眞人

余聞上古有眞人者提挈天地把握陰陽王注曰眞人謂成道之人也澍案注義泛而不切且成與全義相因無以別於下文淳德全道之至人今案眞人謂化人也說文曰眞僊人變形而登天也从匕匕卽化之本字从目从乚八所乘載也是其義矣

至人

中古之時有至人者淳德全道王注曰全其至道故
曰至人林校引楊上善曰積精全神能至於德故稱
至人澍案楊王二注皆望下文生義不思下文言淳
德全道不言至德至道殆失之矣今案至者大也爾
雅曰晊大也郭璞作至釋文曰晊本又作至易彖傳
曰大哉乾元至哉坤元鄭注哀公問曰至矣言至大
也高誘注秦策曰至猶大也注呂氏春秋求人篇曰
至大也是至人者大人也乾文言曰夫大人者與天
地合其德與此文有至人者淳德全道意義相似莊
子天下篇曰不離於真謂之至人不離於真猶下文

言亦歸於眞人也故居眞人之次論語曰畏大人畏
聖人之言故在聖人之上
使志若伏若匿若有私意若已有得
熊本藏本若匿作若匪注云今詳匪字當作匿澍案
高誘注呂氏春秋論人篇曰匿猶伏也經以匿與伏
並舉又與意得相韻則意古或讀若億論語先進篇億則屢中漢書貨殖傳億作意明夷象傳獲心意也與食則得息國則為韻管子戒篇身在草茅之中而無懾意與惑色為韻呂氏春秋重言篇將以定志意也與翼則為韻楚辭天問何所意焉與極為韻秦之罘刻石文承順聖意與德服極則式為韻其為匿字無疑王注生氣通天論引此亦作匿
尤其明證也作匪者乃北宋以後之誤本何以明之

匿與匪草書相似故匿誤爲匪一也宋本正作匿其
氣通天論注引同則今詳匪字當作匿之注其非王
注可知二也今詳上無新校正三字又非林校可知
三也葢南宋時有此作匪之本讀者旁記今詳匪當
作匿七字傳寫錯入注內而熊本藏本遂並沿其誤
耳
又案若有私意當本作若私有意寫者誤倒也春秋
繁露循天之道篇曰心之所之謂意鄭注王制曰意
思念也若私有意謂若私有所念也已亦私也鄭注
特牲饋食禮記曰私臣自己所辟除者注有司徹曰

私八家臣己所自謁除也注曲禮下曰私行謂以己
事也注聘義曰私覿私以己禮覿主國之君是己猶
私也若己有得謂若私有所得也若私有意若己有
得相對爲文若如今本則句法參差不協矣生氣通
天論注所引亦誤
若有私意當作若私有意是也私不必解作己引鄭
義倘牽强按若私有意申上若伏若己有得申上若
匿伏者初無所有而動于中故曰私有意匿者已爲
所有而居于內故曰己有得　趙之謙坿記

名木

則名木多矣王注曰名謂名果珍木澍桼注未達名字之義名大也名木木之大者五常政大論則名木不榮氣交變大論名木蒼凋六元正紀大論名木上焦木舊說作草莽見本條至眞要大論名木斂生名木皆謂大木古或謂大爲名大木謂之名木大山謂之名山中山經曰天下名山五千三百七十蓋其餘小山甚衆不足記云禮器因名山升中於天鄭注曰名猶大也高誘注淮南地形篇亦曰名山大山也大川謂之名川莊子天下篇曰名川三百支川三千小者無數大都謂之名都秦策王不如因而賂一名都高誘曰名大也魏策曰大縣數百名都數十大器謂之名器禮記凡宗廟之器其名者成則釁之以豭豚鄭注曰宗廟名器謂尊彝之屬正義曰若作名者成則釁若細者成則不釁大魚謂之名魚魯語取名魚韋昭曰名魚大魚也其義一也

故身無奇病

唯聖人從之故身無奇病澍案此言聖人順於天地四時之道故身無病無取於奇病也王注訓奇病爲他疾亦非其義奇當爲苛字形相似而誤苛亦病也古人自有複語耳字本作疴說文疴病也引五行傳曰時卽有口疴或作痾廣雅痾病也洪範五行傳時則有下體生上之痾鄭注曰痾病也通作苛呂氏春秋審時篇身無苛殃高誘曰苛病至眞要大論曰夫陰陽之氣淸靜則生化治動則苛疾起管子小問篇曰除君苛疾苛疾卽苛病也疾與病析言則異渾言則通下文故

陰陽四時者萬物之終始也死生之本也逆之則災害生從之則苛疾不起是謂得道上承此文而言則奇病之當作苛病明矣苛疾與災害對舉則苛亦爲病明矣王注於本篇之苛疾曰苛者重也於至眞要大論之苛疾曰苛重也不知此所謂苛疾與生氣通天論雖有大風苛毒六元正紀大論暴過不生苛疾不起之苛異義（六元正紀大論注苛重也）彼以苛毒與大風相對與暴過相對此則苛疾與災害對與生化對文變而義自殊言各有當混而一之則通於彼者必閡於此矣

肺氣焦滿

林校曰按焦滿全元起本作進滿甲乙太素作焦滿

澍案作焦者是也全本作進乃形似之譌焦與痿論肺熱葉焦之焦同義滿與痺論肺痺者煩滿之滿同義王注以焦爲上焦肺氣上焦滿煩爲不辭焦滿與下濁沉對文若焦爲上焦則與下文不對且上焦亦不得但言焦斯爲謬矣

腎氣濁沉

林校曰詳濁沉太素作沉濁藏本作獨

澍案獨與濁古字通秋官序官壺涿氏鄭司農注獨讀爲濁又蜀氏疏

獨音與涿相近書亦或爲濁然則獨沈沈濁義得兩
通
愚者佩之
道者聖人行之愚者佩之澍案佩讀爲倍說文倍反
也荀子大略篇教而不稱師謂之倍楊倞注曰倍者
反逆之名也字或作偝見坊記投壺作背經典通以背爲倍聖人
行之愚者佩之謂聖人行道愚者倍道也行與倍正
相反故下遂云從陰陽則生逆之則死從之則治逆
之則亂從與逆亦相反從卽行廣雅從行也逆卽倍也見上
荀子佩與倍古同聲而通用釋名曰佩倍也言其非
仕

一物有倍貳也是古同聲之證荀子大略篇一佩易之注曰佩或爲倍是古通用之證王注謂聖人心合於道故勤而行之愚者性守於迷故佩服而已此不得其解而曲爲之說古人之文恒多假借不求諸聲音而索之字畫宜其詰籥爲病矣

傳精神

故聖人傳精神服天氣而通神明澍案傳字義不可通王注謂精神可傳惟聖人得道者乃能爾亦不解所謂傳當爲摶字之誤也摶與傳搏博相似故或誤爲　或誤爲搏或誤爲博並見下摶與專同言聖人精神專一不旁騖也徵四時論日精

神專不寶命全形論曰神無營於衆物義與此相近古書專一字多作摶繫辭傳其靜也專釋文曰專陸作摶昭二十五年左傳若琴瑟之專壹釋文曰專本作摶史記秦始皇紀摶心揖志索隱曰摶古專字管子立政篇曰一道路摶出入劾官篇曰摶一純固今本摶並譌作博內業篇曰能摶乎能一乎今本摶譌作博荀子儒效篇曰億萬之衆而摶若一人今本摶譌作博講兵篇曰和摶而一今本摶譌作傳亦呂氏春秋適音篇耳不收則不摶高注曰不摶入不專一也皆其證

因於濕首如裹

澍案此言病因於溼頭如蒙物不瞭了耳注蒙上文爲說謂表熱爲病當汗泄之反濕其首若濕物裹之則是謂病不因於溼邪之侵而成于醫工之誤矣且表熱而溼其首從古無此治法王氏蓋見下文有因而飽食云云因而大飲云云因而强力云云相因爲病遂於此處之因於寒因於暑因於溼因於氣氣謂熱氣說見下條亦相因作解故有此謬說不思彼文言因而自是相因之病此言因於則寒暑溼熱各有所因本不相蒙何可比而同之乎前後注相承爲說皆誤而此注尤甚故特辨之

因於氣爲腫

澍案此氣指熱氣而言上云寒暑溼此若汎言氣則與上文不類故知氣謂熱氣也陰陽應象大論曰熱勝則腫本篇下注引正理論曰熱之所過則爲癰腫故曰因於氣爲腫

汗出偏沮

汗出偏沮使人偏枯王注曰夫人之身常偏汗出而潤溼者（宋本作溼潤此從熊本藏本）久之偏枯半身不隨林校曰按沮千金作祖全元起本作恒澍案王本并注是也一切經音義卷十引倉頡篇曰沮漸也廣雅曰沮潤

漸洳溼也魏風彼汾沮洳毛傳曰沮洳其漸洳者王制山川沮澤何氏隱義曰沮澤下溼地也是沮爲潤溼之象曩澍在西安縣署見侯官林某每動作飲食左體汗泄濡潤透衣雖冬月猶爾正如經注所云則經文本作沮字無疑且沮與枯爲韻也孫本作袓乃偏旁之譌說文古文示作𠀚與篆書巛字相似故沮誤爲袓全本作恒則全體俱誤矣沮之左畔譌從心小雅采薇正義引鄭氏易注所謂古書篆作立心與水相近者也其右畔譌作亘亘與且今字亦相近故合譌而爲恒

足生大丁

高粱之變足生大丁王注曰高膏也粱粱也宋本誤作粱也

今从熊本藏本膏粱之人內多滯熱皮厚肉密故內變爲丁矣所以丁生於足者四支爲諸陽之本也林校日丁生之處不常於足蓋謂膏粱之變饒生大丁非偏著足也澍案林氏駁注丁生不常於足是矣其云足生大丁爲饒生大丁辭意鄙俗殊覺未安足當作是字之誤也荀子禮論篇不法禮不是禮謂之無方之民法禮是禮謂之有方之士今本是並譌作足是猶則也爾雅是則也是爲法則之則故又爲語辭之則大戴禮王言篇教定是正矣家語篇作正教定則本正矣鄭語若更君而周訓之是易取也韋昭日更以君道導之則易取言膏粱之變則生大丁也

春必溫病

冬傷於寒春必溫病澍案春必溫病於文不順寫者誤倒也當從陰陽應象大論作春必病溫宋本亦誤作溫病今從熊本藏本乙正金匱眞言論曰故藏於精者春不病溫玉版論要曰病溫虛甚死平人氣象論曰尺熱曰病溫熱論曰先夏至日者爲病溫評熱病論曰有病溫者汗出輒復熱皆作病溫

筋脈沮弛精神乃央

味過於辛筋脈沮弛精神乃央王注曰沮潤也弛緩也央久也辛性潤澤散養於筋故令筋緩脈潤精神長久何者辛補肝也藏氣法時論曰肝欲散急食辛

以散之用辛補之澍案注說非也沮弛之沮與汗出偏沮之沮異義彼讀平聲此讀上聲沮弛謂壞廢也一切經音義卷一引三蒼曰沮敗壞也小雅小旻篇何日斯沮楚辭九歎顏黴黧以沮敗兮毛傳王注並曰沮壞也漢書司馬遷傳注曰沮毀壞也李陵傳注曰沮謂毀壞之弛本作弛襄二十四年穀梁傳弛侯荀子王制篇大事殆乎弛范甯楊倞並曰弛廢也或作弛漢書文帝紀輒弛以利民顏注曰弛廢弛文選西京賦城尉不弛柝薛綜曰弛廢也本篇上文曰大筋緛短小筋弛長緛短爲拘弛長爲痿痿與廢相近

刺要論肝動則春病熱而筋弛注曰弛猶縱緩也皮部論熱多則筋弛骨消注曰弛緩也縱緩亦與廢相近廣雅弛縱置也置即廢也是沮弛爲壞廢也林校曰央乃殃也古文通用如膏粱之作高梁草滋之作草茲之類案林讀央爲殃得之漢無極山碑爲民來福除央吳仲山碑而遭禍央殃並作央即其證惟未解殃字之義澍謂殃亦敗壞之意廣雅曰殃敗也月令曰冬藏殃敗晉語曰吾主以不賄聞於諸侯今以梗陽之賄殃之不可是殃爲敗壞也沮弛央三字義相近故經類舉之經意辛味太過木受金刑則筋脈

爲之壞廢精神因而敗壞故曰味過於辛筋脈沮弛精神乃央筋脈沮弛與形體毀沮精氣弛壞同意形體毀沮疏五過論文精氣弛壞湯液醪醴論文精神乃央與高骨乃壞同意高骨乃壞見上文王注所說大與經旨相背且此論味過所傷而注牽涉於辛潤辛散辛補之義斯爲謬證矣

是以知病之在皮毛也

藏本無也字澍案上文是以知病之在筋也是以知病之在脈也是以知病之在肉也下文是以知病之在骨也句末皆有也字不應此句獨無藏本脫

生長收藏

天有四時五行以生長收藏熊本藏本生長作長生
澍案作長生者誤倒也有生而後有長不得先言長
而後言生注曰春生夏長秋收冬藏謂四時之生長
收藏是正文本作生長之明證下文亦曰故能以生
長收藏終而復始

春必溫病

熊本藏本作春必病溫澍案當從熊本藏本乙轉說
見生氣通天論

水火者陰陽之徵兆也

故曰天地者萬物之上下也陰陽者血氣之男女也

左右者陰陽之道路也水火者陰陽之徵兆也陰陽者萬物之能始也澍案陰陽之徵兆也本作陰陽之兆徵也上三句下女路爲韻下古讀若戶召南采蘋宗室牖下下與女韻殷其雷在南山之下下與處韻邶風擊鼓于林之下下與馬韻凱風在浚之下下與苦韻唐風采苓首陽之下下與苦與韻陳風宛丘宛丘之下與鼓夏羽韻東門之枌婆娑其下與栩韻豳風七月入我牀下下與股羽野宇戶鼠戶處韻小雅四牡載飛載下下與栩盬父韻北山溥天之下下與土韻采菽邪幅在下下與股紓予韻大雅緜至于岐下下與父馬滸女宇韻皇矣以對于天下下與怒旅旅祜韻鳧鷖福祿來下下與渚處湑脯韻烝民昭假于下與甫韻魯頌有駜鷺于下下與鷺舞韻其餘羣經諸子有韻之文不煩枚舉下二句徵始爲韻徵讀如宮商角徵羽之徵文十年左傳泰伯伐晉取北徵釋文徵如字三蒼云縣屬馮翊音徵一音張里反洪範念用庶徵與疑爲韻逸周

月篇災咎之徵從太平御覽時序部十三所引與負婦爲韻負古讀若丕小雅小宛果臝負之與采似韻大雅生民是任是負與秠芑秠畝芑祀韻大戴記曾子制言上篇行則爲人負與趾否韻婦古讀若否泰之否大雅思齊京室之婦與母韻周頌載芟思媚其婦與以士耜畝韻楚辭天問勝有莘之婦與子韻是其證蒸之二部古或相通鄭風女曰雞鳴雜佩以贈之與來韻宋玉神女賦復見所夢與喜意記異識志韻賈子連語篇其離之若崩與期韻又說文倗从人朋聲讀若陪位鄘从邑崩聲讀若陪凝爲冰之或體而從疑聲絳爲緕之籀文而從宰省聲周官司几筵凶事仍几注故書仍作乃爾雅昆孫之子爲仍孫漢書惠帝紀仍作耳楚策仰承甘露而飲之新序襍事篇承作時墨子尚賢篇守城則倍畔非命篇倍作崩史記賈生傳品物馮生漢書馮作每司馬相如傳葴橙若蓀漢書橙作持今作徵兆者後人狃于習見蔽所希聞而肊改之而不知其與韻不合也凡古書之倒文協韻者多經

後人改易而失其讀如衛風竹竿篇遠兄弟父母與
右爲韻而今本作父母兄弟右古讀若以母古讀若每其字皆在之部若弟字則在脂部之與脂古音不相通大雅皇矣篇同爾弟兄與王方爲
韻而今本作兄弟月令度有短長與裳量常爲韻而
今本作長短逸周書周祝篇惡姑柔剛與明陽長爲
韻明古讀若芒而今本作剛柔管子內業篇能無卜筮而
知凶吉乎與一爲韻而今本作吉凶莊子庚桑楚篇誤同莊子
秋水篇無西無東與通爲韻而今本作無東無西若
子解蔽篇有皇有鳳與心爲韻說文鳳從凡聲古音在侵部故與心韻
風從凡聲而與心韻也見邶風綠衣
谷風小雅何人斯大雅桑柔烝民而今本作有

三

有皇淮南原道篇鶩忽恍與往景上爲韻（景古讀若樣）而今本作恍忽與萬物終始與右爲韻而今本作始終天文篇決罰刑與城爲韻而今本作刑罰兵略篇不可量度也與迫爲韻（度同不可度思之　度迫古讀若博）而今本作度量人間篇故蠹啄剖柱梁與羊爲韻而今本作梁柱文選鵩鳥賦或趨西東與同爲韻而今本作東西答客難外有廩倉與宮爲韻而今本作倉廩皆其類也

陰陽者萬物之能始也

林校曰詳天地者至萬物之能始與天元紀大論同

彼无陰陽者血氣之男女一句又以金木者生成之

終始代陰陽者萬物之能始澍案陰陽者萬物之能
始也當從天元紀大論作金木者生成之終始也金
木與上天地陰陽左右水火文同一例終始與上上
下男女道路兆徵皆兩字平列文亦同例若如今本
則陰陽者三字與上相複能始二字義復難通注謂
能爲變化生成之元始宋本吴本化下有之字此從熊本藏本乃曲爲
之說即如注義仍與上四句文例不符葢傳寫之譌
也

病之形能也　樂恬憺之能　與其病能　及其病能
願聞六經脉之厥狀病能也　病能論　合之病能

此陰陽更勝之變病之形能也澍案能讀爲態病之形能也者病之形態也荀子天論篇耳目鼻口形能各有接而不相能也形能亦形態楊倞注誤以形字絕句能屬下讀高郵王先生荀子襍志已正之楚辭九章固庸態也論衡累害篇態作能漢書司馬相如傳君子之態史記徐廣本態作能今本誤作態皆古人以能爲態之證態從心能而以能爲態意從心音而管子內業篇以音爲意志從心之而墨子天志篇下以之爲志其例同也此三字蓋皆以會意包諧聲文曰是以聖人爲無爲之事樂恬憺之能能亦讀爲態與事爲韻恬憺之能即恬憺之態也五藏別論曰觀其志意與其病能今本誤作與其病也依太素訂正辨見本條能亦讀

爲態與意爲韻病能卽病態也風論曰願聞其診及其病能卽及其病態也厥論曰願聞六經脈之厥狀病能也厥狀與病能並舉卽厥狀病態也弟四十八篇名病能論卽病態論也方盛衰論曰循尺滑濇寒溫之意視其大小合之病能能亦與意爲韻卽合之病態也王於諸能字或無注或皮傅其說均由不得其讀釋音發音於本篇上文能冬不能夏曰奴代切下形能同則又强不知以爲知矣

從欲快志於虛无之守

是以聖人爲無爲之事樂恬憺之能讀爲態說見上從欲快

志於虛无之守澍案守字義不相屬守當爲宇廣雅宇尻也（經典通作居）大雅緜篇聿來胥宇魯頌閟宮篇序頌僖公能復周公之宇周語使各有寧宇楚辭離騷爾何懷乎故宇毛傳鄭箋韋王注並曰宇居也虛无之宇謂虛无之居也從欲快志於虛无之宇與淮南俶眞篇而徙倚乎汗漫之宇句意相似高誘注亦曰宇居也宇與守形相似因誤而爲守（荀子禮論篇是君子之壇宇宮廷也史記禮書壇宇誤作性守墨子經上篇宇彌異所也今本宇誤作守）

影印清儒《黄帝内經》訓詁校勘四大家

讀書餘録

俞樾 撰

俞樾

俞樾（一八二一—一九〇七），浙江德清人，字蔭甫，號曲園，晚號曲園居士、曲園老人，又署曲園叟、茶香室説經老人。室名右仙臺館，自號右仙臺館主人。室名又稱春在堂、俞樓、第一樓等，自稱海内翰林第二。其爲道光三十年（一八五〇）進士，歷任編修、河南學政。咸豐七年（一八五七）以御史曹登庸彈劾試題割裂罷職，是年俞樾三十有八。他自此無意仕進，專心講學著述。《清史稿》卷四百八十二《儒林傳》云：

樾歸後，僑居蘇州，主講蘇州紫陽、上海求志各書院，而主杭州詁經精舍三十餘年，最久。課士一依阮元成法，游其門者若戴望、黄以周、朱一新、施補華、王詒壽、馮一梅、吴慶坻、吴承志、袁昶等，咸有聲於時。東南遺赭寇之亂，典籍蕩然，樾總辦浙江書局，建議江、浙、揚、鄂四書局分刻二十四史。又於浙局精刻子書二十二種，海内稱爲善本。生平專意著述，先後著書，卷帙繁富，而《群經平議》《諸子平議》《古書疑義舉例》三書，尤能確守家法，有功經籍。其治經以高郵王念孫、引之父子爲宗。謂治經之道，大要在正句讀、審字義、通古文假借。三者之中，通假借爲尤要。王氏父子所著《經義述聞》，用漢儒『讀爲』『讀曰』之例者居半，發明故訓，是正文字，至爲精審，因著《群經平議》，以附《述聞》之後。其《諸子平議》則仿王氏《讀書雜志》而作，校誤文，明古義，所得視《群經》爲多。又取九經、諸子舉例八十有八，每一條各舉數事以見例，使讀者習知其例，有所據依，爲讀古書之一助。

俞樾以著述爲終身大業，著作極富，且在治經之餘，兼治諸子，謂『治經之道，其道有三，曰正句讀、審字義、通古文假借。治諸子亦然。治子難於治經。經自漢以來，經師遞相傳授，無大錯誤；子則歷代雖亦著録，然視之不甚重，讎校不精，訛闕尤甚。凡諸子書之詰據爲病者，皆由闕文訛字使然』。他於諸子之中，尤重醫書，稱『仲景、叔和，聖儒輩出，咸有論著，各自成家，史家著録，富埒儒書矣』。在醫書之中，他最重《黃帝内經》。

俞樾是清末儒學大師，對中醫時有所論，留下許多可供後人思考借鑒的文章。現簡析以下三篇。

（一）《廢醫論》

光緒四年（一八七八）八月，俞樾的母親病故。光緒五年（一八七九）四月，他的夫人姚氏病故。不到一年，兩位親人相繼離去，醫藥無效，他哀痛异常。一八七九年八月，俞樾在悲痛中寫了《百哀詩》一百首，以表達對母親、妻子姚氏的思念深情。他對醫藥無效，深感悲憤。

姚氏一八七九年三月下旬從杭州返蘇州，感受風寒。她所患之證本非不治之證，却以醫生不知病因，所用之藥不應病，而於一月後病故。俞樾憤作《廢醫論》。章太炎先生在一九一〇年所作《醫術平議》中回憶蘇州醫生治病常情云：

先師俞君僑處蘇州，蘇州醫好以瓜果入藥，未有能起病者。累遭母、妻、長子之喪，發憤作《廢醫論》。不怪吴醫之失，而遷怒於扁鵲、子儀，亦已過矣……以實校之，先師雖言廢醫，其譏近世醫師專持寸口以求病因，不知三部九候，足以救時俗之違經，復岐黃之舊貫，斯起醫，非廢醫也。

章太炎先生在對《廢醫論》的核心段落《脉虚篇》逐句批駁的同時，也對其合理部分予以了肯定。

如章太炎先生認爲《廢醫論》的基本思想不是毁弃、消滅中醫，而是『救時俗之違經，復岐黄之舊貫』。他還認爲『先師發憤作論，以三部九候之術譁飭醫師』。『譁飭』者，高聲告誡也，以使中醫知三部九候法之理論與方法，而不是只知寸口而不知其他。章太炎先生於日本東京寫《醫術平議》時爲一九一〇年，是年其三十有九。但他在三十二歲時，就因與俞樾政見不合，寫了《謝本師》一文，與其斷絶了師生關係。

余十六七歲，始治經術，少長，事德清俞先生，言稽古之學，未嘗問文辭詩賦。先生爲人豈弟（愷悌），不好聲色，而余喜獨行赴淵之士。出入八年，相得也。頃之，以事游臺灣。臺灣則既隸日本，歸，復謁先生。先生遽曰：『聞而游臺灣。爾好隱，不事科舉。好隱，則爲梁鴻、韓康可也。今入异域，背父母陵墓，不孝；訟言索虜之禍，毒敷諸夏，與人書指斥乘輿，不忠。不孝不忠，非人類也，小子鳴鼓而攻之可也。』蓋先生與人交，辭氣凌厲，未有如此甚者！先生既治經，又素博覽，戎狄豺狼之説，豈其未喻，而以唇舌衛捍之？將以嘗仕索虜，食其禀禄耶？昔戴君與全紹衣并污僞命，先生以授職爲僞編修，非有土子民之吏，不爲謀主，與全、戴同。何恩於虜，而懇懇蔽遮其惡？如先生之棣通古訓，不改全、戴所操，以誨承學，雖楊雄、孔穎達何以加焉？

此文辭氣之凌厲，不減乃師，而其所撰《醫術平議》，則就文論文，辭氣安雅，無雜意氣，非大學者不能爲也。

（二）《枕上三字訣》

俞樾通過自我保健，摸索出一套養生方法，名曰《枕上三字訣》。居今視之，其仍爲有效的養生之術。其小序云：

養生家之説，余未有聞焉。然嘗服膺孟子之言，夫人之所以生者，氣也。孟子曰：『吾善養我浩然之氣。』此有養生之大旨矣。然所謂養氣者，豈必偃仰屈伸若彭祖、煦嘘呼吸如喬松哉？孟子言之矣，曰：『夫志，氣之帥也。』故欲養其氣，先持其志。何謂志？子夏曰：『在心爲志。』然則養氣，仍在養心而已。孟子曰：『養心莫善於寡欲。』余早謝榮利，於世味一無所好，似於養心之旨爲近。然年來從事鉛槧，亦不能無耗心神。臧穀亡羊，其歸一也。程子《視箴》曰：『心兮本虚，應物無迹。』又曰：『制之於外，以安其内。』夫在内者，無形之物，雖欲致養，用力無由。而在外者，則耳目鼻口，及乎四體，皆有形之物，吾得而制之者也。制其外，斯可以養其内。此殆養生之捷徑乎。余嘗有三字訣，雖不足言養生，然當長宵不寐，行此三字，自入黑甜，是則延年却病，固未易言，以爲安神閨房之一助乎可矣！因名之曰『枕上三字訣』。

一曰塑。

塑者何？使吾身耳目口鼻四體百骸，凝然不動，若泥塑然，斯謂之塑。其法無論或坐或卧，先使通體安適，血氣和調，然後嚴自約束，雖一毫髮不許稍動，制外養中，無先於此。

二曰鎖。

鎖者何？鎖其口也。凡人之氣，多從口出。氣從口出，斯敗矣！故必嚴杜其口，若以鎖鎖之者然。勿使有杪忽之氣從口而出，則其從鼻出者，不待禁絶，而自微乎其微矣。

三曰梳。

梳者何？所以通發之具也。一塑二鎖，皆是制外之法，此則由外而内矣。凡人之氣，未得所養，猖狂外行，或至阻滯而不通。既塑既鎖，乃理吾氣，務使順而弗逆，徐徐焉而下至於丹田，又徐徐焉而下至於涌泉穴。自上而下，若以梳梳發者然，故曰梳也。

俞樾守此三字訣甚嚴。

（三）《内經辨言》

俞樾不僅力主多刻醫書，以廣流傳，而且還對《黄帝内經》研究下過很深的功夫，著有《讀書餘録》。此書中有四十八條是對《素問》的校釋。《讀書餘録》校勘古書七十餘種，《素問》僅是其中之一。裘慶元於一九二四年刊《三三醫書》時，將四十八條對《素問》的校釋收入，更名爲《内經辨言》。

俞樾主講詁經精舍，力主刻書，以流布先哲遺訓。在諸子書中，他尤重視《黄帝内經》的奠基價值。他在《與楊石泉中丞》書云：

《四庫全書》中，子書莫古於《黄帝内經》，而外間所有，不過馬元臺注本，於古義未通，故於經旨多謬。此書以王冰注爲最古，而宋林億、孫奇、高保衡等校正者爲最善，鄭局未刻。竊思醫學不明，爲日已久，江浙間往往執不服藥爲中醫之説，以免於庸醫之刃，亦無如何之下策也。若刊刻此書，使群士得以研求醫理，或可出一二名醫，補救扶偏，消除疹癘，亦調燮之一助乎！

俞樾治《黄帝内經》之時，胡澍亦撰《素問校義》。胡澍、俞樾所校《素問》，頗有相同之處，蓋亦『英雄所見略同』，非相襲也。俞樾的《與胡亥甫農部》手札，對瞭解二人治學、交往等，頗有意義，謹録於下。

比年從事武林書局，得晤貴族子繼廣文，知閣下精研經學，具有家法，不勝欽佩！輒托瘦梅水部，致拳拳之私，而疏慵成性，未獲奉尺書，達左右也。乃承不弃衰庸，遠貽芳翰，雅許過當，非所克當，慚愧慚愧！伏念閣下承累代傳經之業，好學深思，實事求是，豈鄙人所敢望歟！拙著《平議》中，有與高明吻合之處，不過千慮之一得而已。辱以《素問》見詢，《素問》乃上古遺書，向曾流覽，憚其艱深，且醫學自是專門，素未通曉，若徒訂正於字句之間，無關精義，故未嘗有所論撰。閣下爲《校義》，未知所據何本，樾所見者，宋林億、孫奇、高保衡等奉敕校定本，多引全元起注及皇甫謐之《甲乙經》、楊上善之《太素》，校正王冰之异同。如首篇《上古天真論》『食飲有節，起居有常』，全注云『飲食有常節，起居有常度』，則知原本是『食飲有節，起居有度』，故以『有常節』『有常度』釋之。而『度』字固與上句『和於術數』爲韵也。又《六節藏象論》於肝臟云『此爲陽中之少陽，通於春氣』，全元起本及《甲乙經》《太素》并作『陰中之少陽』。據《金匱真言論》云『陰中之陽，肝也』，則自以『陰中』爲是。凡此之類，裨益良多，想明眼人能别擇之。樾年來蘇杭往返，殊少暇日。若得數月之功，將此書再一玩索，或一知半解，尚可稍補高深也。

俞樾善讀書，勤著書，頗得益於勤作筆記積累資料以爲撰文之用。所撰《著書餘料》一書小序云：『余以前讀書，每有所得，輒書片紙夾書中，以備著書時采取。杜詩云：「山色供詩料。」余謂賦詩必有料，著書亦必有料，此吾書之書料也。因撮取録爲一卷，附刻《俞樓雜纂》中，即題曰《著書餘料》。』此語當對讀者有許多啓發。

讀書餘錄一　　第一樓叢書之七

德清俞樾

內經素問四十八條

上古天眞論昔在黃帝生而神靈弱而能言幼而徇齊長而敦敏成而登天樾謹按成而登天謂登天位也易明夷傳曰初登于天照四國也可說此經登天之義故下文即云迺問於天師迺者承上之詞見黃帝既登爲帝乃發此問也王冰注曰日升天之說初非經意

食飲有節起居有常宋高保衡林億等新校正本引全元起注云飲食有常節起居有常度樾謹按經文本作

食飲有節起居有度故釋之曰有常節有常度若如今本則與全氏注不合矣且上文云法於陰陽和於術數此文度字亦與數字爲韵今作有常則失其韵矣蓋即因全氏注文有常字而誤入正文遂奪去度字

以欲竭其精以耗散其真新校正云甲乙經耗作好

謹按作好者是也好與欲義相近孟子離婁篇所欲有甚於生者中論夭壽篇作所好荀子不苟篇欲利而不爲所非韓詩外傳作好利是好即欲也以欲竭其情以好散其真兩句文異而義同今作以耗散其真則語意不倫矣王注曰樂色曰欲輕用曰耗是其所據本已誤

也

太衝脈盛新校正云全元起注及太素甲乙經俱作伕衝下太衝同樾謹按漢人書太字或作伕漢太尉公墓中畫象有伕尉公字隸續云字書有伕字與大同音此碑所云伕尉公蓋是用伕爲大即大尉公也然則全本及太素甲乙經當作伕衝即太衝也後人不識伕字加點作伏遂成異字恐學者疑惑故具論之

四氣調神大論使氣亟奪樾謹按奪即今脫字王注以迫奪說之非是

不施則名木多死樾謹按名木猶大木也禮記禮器篇

因名山升中于天鄭注曰名猶大也王注以名果珍木
說之未得名字之義
逆秋氣則太陰不收肺氣焦滿王注曰焦謂上焦也太
陰行氣主化上焦故肺氣不收上焦滿也樾謹按此注
非也經言焦不言上安得臆決爲上焦乎焦即焦灼之
焦禮記問喪篇乾肝焦肺是其義也
逆冬氣則少陰不藏腎氣獨沈樾謹按獨當爲濁字之
誤也腎氣言濁猶上文肺氣言焦矣新校正云獨沈太
素作沈濁其文雖到而字正作濁可據以訂正今本獨
字之誤

道者聖人行之愚者佩之王注曰愚者性守於迷故佩服而已樾謹按王注非也佩當爲倍釋名釋衣服曰佩倍也荀子大略篇一佩易之楊倞注曰佩或爲倍是佩與倍聲近義通倍猶背也昭二十六年左傳倍奸齊盟孟子滕文公篇師死而遂倍之倍並與背同聖人行之愚者倍之謂聖人行道而愚民倍道也下文云從陰陽則生逆之則死從之則治逆之則亂曰從曰逆正分承聖人愚者而言行之故從倍之故逆也王注泥本字爲說未達叚借之旨

生氣通天論其氣九州九竅五藏十二節皆通乎天氣

王注曰外布九州而内應九竅故云九州九竅也樾謹
按九竅與九州初不相應如王氏說將耳目口鼻各應
一州能斷言之乎今按九竅二字實爲衍文九州即九
竅也爾雅釋獸篇白州驠郭注曰州竅北山經倫山有
獸如麋其川在尾上郭注曰川竅也川即州字之誤是
古謂竅爲州此云九州不必更言九竅九竅二字疑即
古注之誤入正文者味王注云云似舊有九州九竅也
之說而王氏申說之如此此即可推其致誤之由矣六
節藏象論與此同誤

故聖人傳精神王注曰夫精神可傳惟聖人得道者乃

能爾樾謹按王注非也傳讀爲摶聚也摶聚其精神即上古天眞論所謂精神不散也管子內業篇摶氣如神萬物備存尹知章注摶謂結聚也與此文語意相近作傳者古字通用

陽氣者煩勞則張精絶樾謹按張字之上奪筋字筋張精絶兩文相對今奪筋字則義不明王注曰筋脈䐜張精氣竭絶是其所據本未奪也

高粱之變足生大丁王注曰所以丁生於足者四支爲諸陽之本也樾謹按王注非也如其說則手亦可生何必足乎新校正云丁生之處不常於足葢謂膏粱之變

饒生大丁非偏著足也是以足爲饒足之足義亦迂曲足疑是字之誤上云乃生痤疿此云是生大丁語意一律是誤爲足於是語詞而釋以實義遂滋曲説矣

故陽氣者一日而主外褷謹按上文云是故陽因而上衛外者也下文云陽者衛外而爲固也是陽氣固主外然云一日而主外則義不可通主外疑生死二字之誤下文云平旦人氣生日中而陽氣隆日西而陽氣已虚氣門乃閉雖言生不言死然既有生即有死陽氣生於平旦則是日西氣虚之後已爲死氣也故云陽氣者一日而生死生與主死與外並形似而誤

味過於辛筋脉沮弛精神乃央王注曰央久也辛性潤澤散養於筋故令筋緩脉潤精神長久何者辛補肝也新校正云按此論味過所傷難作精神長久之解央乃殃也古文通用樾謹按王注固非校正謂是殃字義亦未安央者盡也楚辭離騷時亦猶其未央兮王逸注曰央盡也九歌爛昭昭兮未央注曰央已也已與盡同義精神乃央言精神乃盡也

陰陽應象大論天有八紀地有五里樾謹按里當為理詩棫樸篇鄭箋云理之為紀白虎通三綱六紀篇紀者理也是紀與理同義天言紀地言理其實一也禮記月

分篇無絶地之理無亂人之紀亦以理與紀對言下文云故治不法天之紀不用地之理則災害至矣以後證前知此文本作地有五理也王注曰五行爲生育之井里以井里說里字迂曲甚矣

陰陽離合論則出地者命曰陰中之陽樾謹按則當爲財荀子勸學篇口耳之閒則四寸耳楊倞注曰則當爲財與纔同是其例也財出地者猶纔出地者言始出地也與上文未出地者相對蓋既出地則純乎陽矣惟財出地者乃命之曰陰中之陽也

厥陰根起於大敦陰之絶陽名曰陰之絶陰樾謹按既

曰陰之絶陽又曰陰之絶陰義不可通據上文太陽陽明並曰陰中之陽則太陰厥陰應並言陰中之陰疑此文本作厥陰根起於大敦陰之絶陽名曰陰中之陰葢以其兩陰相合有陰無陽故爲陰之絶陽而名之曰陰中之陰也兩文相涉因而致誤

陰陽別論別於陽者知病忌時別於陰者知死生之期

樾謹按忌當作起字之誤也上文云別於陽者知病處也別於陰者知死生之期玉樞眞藏論作別於陽者知病從來別於陰者知死生之期來字與期字爲韵則處也二字似誤此云知病起時猶彼云知病從來也葢別

於陽則能知所原起別於陰則能知所終極故云㣲忌
與起㒺體相似因而致誤

曰二陽之病發心脾有不得隱曲女子不月王注曰隱
曲謂隱蔽委曲之事也夫腸胃發病心脾受之心受之
則血不流脾受之則味不化血不流故女子不月味不
化則男子少精是以隱蔽委曲之事不能爲也樾謹按
王氏此注有四失焉本文但言女子不月不言男子少
精增益其文其失一也本文先言不得隱曲後言女子
不月乃增出男子少精而以不得隱曲總承男女而言
使經文到置其失二也女子不月既著其文又申以不

得隱曲之言而男子少精必待注家補出使經文詳略失宜其失三也上古天眞論曰丈夫八歲腎氣實髮長齒更二八腎氣盛天癸至精氣溢寫是男子之精與女子月事並由腎氣少精與不月應是同病乃以女子不月屬之心而以男子少精屬之脾其失四也今按下文云三陰三陽俱搏心腹滿發盡不得隱曲五日死注云隱曲謂便寫也然則不得隱曲謂不得便寫王注前後不照當以後注爲長便寫謂之隱曲蓋古語如此襄十五年左傳師慧過朱朝私焉杜注曰私小便便寫謂之隱曲猶小便謂之私矣不得隱曲爲一病女子不月爲

一病二者不得并爲一談不得隱曲從下注訓爲不得便寫正與脾病相應矣

死陰之屬不過三日而死生陽之屬不過四日而死澍謹按下文云肝之心謂之生陽心之肺謂之死陰故王注於死陰之屬曰火乘金也於生陽之屬曰木乘火也是死陰生陽名雖有生死之分而實則皆死徵也故一曰不過三日而死一曰不過四日而死新校正云别本作四日而生全元起注本作四日而已俱通詳上下文義作死者非此新校之謬說甚全本作四日而已者已乃亡字之誤別本作生者淺人不察文義以爲死陰言

死生陽竝言生故臆改之也新校以死字爲非必以生字爲是大失厥旨矣

靈蘭祕典論消者瞿瞿孰知其要新校正云太素作肖者濯濯樾謹按太素是也濯與要爲韵今作瞿失其韵矣氣交變大論亦有此文濯亦誤作瞿而消字正作肖足證古本與太素同也

六節藏象論心者生之本神之變也新校正云全元起本并太素作神之處樾謹按處字是也下文云魄之處精之處又云魂之居營之居並以居處言故知變字誤矣

此爲陽中之少陽通於春氣新校正云全元起本并甲乙經大素作陰中之少陽樾謹按此言肝藏也據金匱眞言論曰陰中之陽肝也則此文自當作陰中之少陽於義方合王氏據誤本作注而以少陽居陽位說之非是

五藏生成論凝於脈者爲泣王注曰泣爲血行不利樾謹按字書泣字並無此義泣疑沍字之誤玉篇水部沍胡故切閉塞也沍字右旁之互誤而爲乏因改爲立而成泣字矣上文云是故多食鹽則脈凝泣而變色泣亦沍字之誤王氏不注於前而注於後或其作注時此文

沍字猶未誤故以血行不利說之正沍字之義也湯液醪醴論榮泣衛除八正神明論人血凝泣泣字並當作沍

徇蒙招尤王注曰徇疾也蒙不明也言目暴疾而不明招謂掉也搖掉不定尤甚也目疾不明首掉尤甚謂暴疾也樾謹按王氏說招尤之義甚爲迂曲殆失其旨今亦未詳其說徇蒙之義則固不然新校正云詳謂目瞚瞤動疾數而蒙暗也此仍無以易乎王注之說今按徇者眴之叚字蒙者矇之叚字說文目部眴目搖也或作眴矇童蒙也一曰不明也是眴矇並爲目疾于義甚顯

注家泥徇之本義而訓爲疾斯多曲說矣

異法方宜論南方者天地所長養陽之所盛處也樾謹按陽之所盛處也當作盛陽之所處也傳寫錯之

其民嗜酸而食胕樾謹按胕卽腐字故王注曰言其所食不芳香新校正曰全元起云食魚也食魚不得謂之食胕全說非

移精變氣論故可移精祝由而已樾謹按說文示部䄙祝䄙也是字本作䄙玉篇曰䄙恥霤切古文䄙是字又作䄙此作由者卽䄙之省也王注曰无假毒藥祝說病由此因望文生訓新校正引全注云祝由南方神則以

山爲融之叚字由融雙聲證以昭五年左傳蹶由韓子說林作蹶融則古字本通然祇融而已文不成義若然則以本草治病即謂之神農乎全說亦非

湯液醪醴論岐伯曰當今之世必齊毒藥攻其中鑱石鍼艾治其外也樾謹按齊當讀爲資資用也言必用毒藥及鑱石鍼艾以攻治其內外也考工記或通四方之珍異以資之注曰故書資作齊是資齊古字通

精神不進志意不治故病不可愈新校正云全元起本云精神進志意定故病可愈太素云精神越志氣散故病不可愈樾謹按此當以全本爲長試連上文讀之帝

曰何謂神不使岐伯曰鍼石道也精神進志氣定故病可愈盡精神進志意定卽鍼石之道所謂神也若如今本則鍼石之道尚未申說而卽言病不可愈之故失之不倫矣又試連下文讀之精神進志意定故病可愈今精壞神去營衛不可復收何者嗜欲無窮而憂患不止精氣弛壞營泣衛除故神去之而病不愈也病不愈句正與病可愈句反復相明若如今本則上已言不可愈下又言不愈文義復矣且中閒何必以今字作轉乎此可知王氏所據本之誤太素本失與王同

去宛陳莝新校正云太素莝作埊樾謹按王注云去宛

陳莖謂去積久之水物猶如草莖之不可久留於身中也全本作草莖然則王所據本亦是莖字故以草莖釋之而又引全本之作莖者以見異字也今作莖則與注不合矣高保衡等失於校正

玉版論要著之玉版命曰合玉機樾謹按合字即命字之誤而衍者玉機眞藏論曰著之玉版藏之藏府每旦讀之名曰玉機正無合字王氏不據以訂正而曲爲之說失之

容色見上下左右各在其要新校正云全元起本容作客樾謹按王注曰容色者他氣也如肝木部內見赤黄

白黑色皆爲他氣也然則王所據本亦是客字故以他
氣釋之他氣謂非本部之氣所謂客也今作容誤高保
衡等失於校正

脈要精微論渾渾革至如涌泉病進而色弊緜緜其去如
弦絶死新校正云甲乙經及脈經作渾渾革革至如涌
泉病進而色弊綽綽其去如弦絶者死樾謹按王本
有奪誤當依甲乙經及脈經訂正惟病進而色義不可
通色乃絶之壞字言待其病進而後絶也至如涌泉者
一時未即死病進而後絶去如絶弦則卽死矣兩者不
同故分別言之

夫精明五色者氣之華也王注曰五氣之精華上見爲五色變化於精明之閒也樾謹按王注殊誤精明五色本是二事精明以目言五色以顔色言蓋人之目與顔色皆足以决人之生死下文曰赤欲如白裹朱不欲如赭白欲如鵞羽不欲如鹽青欲如蒼璧之澤不欲如藍黄欲如羅裹雄黄不欲如黄土黑欲如重漆色不欲如地蒼五色精微象見矣其壽不久也此承五色言之以人之顔色決生死也又曰夫精明者所以視萬物別白黑審短長以長爲短以白爲黑如是則精衰矣此承精明言之以人之目決生死也王氏不辨此節之義故注

下文精明一節云誠其謨也不知此文是示人決生死之法非誠肅工之謨也失經旨甚矣

反四時者有餘爲精不足爲消王注曰諸有餘皆爲邪氣勝精也樾謹按邪氣勝精豈得但謂之精王注非也精之言甚也呂氏春秋勿躬篇自蔽之精者也至忠篇乃自伐之精者高誘注竝訓精爲甚有餘爲精言諸有餘者皆爲過甚耳王注未達古語

生之有度四時爲宜新校正云太素宜作數樾謹按作數者是也度與數爲韵

溢飲者渴暴多飲而易入肌皮腸胃之外也新校正云

甲乙經易作溢樾謹按王本亦當作溢其注云以水飲滿溢故滲溢易而入肌皮腸胃之外也此易字無義葢正文誤溢爲易故後人於注中妄增易字耳非王本之舊

推而上之上而不下脣足清也推而下之下而不上頭項痛也新校正云甲乙經上而不下作下而不上下而不上作上而不下樾謹按甲乙經是也上文云推而外之內而不外有心腹積也推而內之外而不內身有熱也是外之而不外內之而不內皆爲有病然則此文亦當言上之而不上下之而不下方與上文一例若如今

本推而上之上而不下推而下之下而不上則固其所耳又何病焉且陽升陰降推而上之而不上則陰氣太過故膂足爲之凊推而下之而不下則陽氣大過故頭項爲之痛王氏據誤本作注曲爲之說殆失之矣又按凊當爲凊說文仌部凊寒也故王注云腰足冷

平人氣象論死心脈來前曲後居樾謹按居者直也言前曲而後直也釋名釋衣服曰裾倨也倨倨然直居與倨通王注曰居不動也失之

玉機眞象論冬脈如營王注曰脈沈而深如營動也樾謹按深沈與營動義不相應據下文其氣來沈以搏王

注以沉而搏擊於手釋之營動之義或取於此然新校正云甲乙經搏字爲濡濡古軟字乃冬脈之平調若沉而搏擊於手則冬脈之太過脈也當從甲乙經濡字然則經文搏字本是誤文不得據以爲說今按營之言回繞也詩齊譜正義曰水所營繞故曰營丘漢書吳王濞傳劉向傳注並曰營謂回繞之也字亦通作縈詩樛木篇傳曰縈旋也旋亦回繞之義冬脈深沉狀若回繞故如營

五藏受氣於其所生傳之於其所勝氣舍於其所生死於其所不勝楙謹按兩言其所生則無別矣疑下句衍

其字其所生者其子也所生者其母也藏氣法時論失
邪氣之客於身也以勝相加至其所生而愈至其所不
勝而甚至於所生而持王注解其所生曰謂至已所生
也解所生曰謂至生已之氣也一曰其所生一曰所生

分別言之此亦當同矣

寶命全形論歧伯對曰夫鹽之味鹹者其氣令器津泄
絃絶者其音嘶敗木敷者其葉發病深者其聲噦人有
此三者是謂壞府毒藥無治短鍼無取此皆絶皮傷肉
血氣爭黑新校正云按太素云夫鹽之味鹹者其氣令
器津泄絃絶者其音嘶敗木陳者其葉落病深者其聲

噦人有此三者是謂壞府毒藥無治短鍼無取此皆絕皮傷肉血氣爭黑三字與此經不同而注意大異楊上善云言欲知病微者須知其候鹽之在於器中津液泄於外見津而知鹽之有鹹也聲嘶知琴瑟之弦將絕葉落知陳木之已盡舉此三物衰壞之微以比聲噦識病深之候人有聲噦同三譬者是爲府壞之候中府壞者病之深也其病既深故鍼藥不能取以其皮肉血氣各不相得故也再詳上善作此等注義方與黃帝上下問答義相貫穿王氏解鹽鹹器津義雖淵微至於注弦絕音嘶木敷葉發殊不與帝問相協考之不若楊義之得

多也樾謹按楊上善注以上三句譬下一句義殊切當木敷葉發亦當從彼作木陳葉落本是喻其裏壞自以陳落爲然也惟人有此三者句尙未得解經云有此三者不云同此三者何得以同三譬說之疑此皆絕皮傷肉血氣爭黑十字當在人有此三者之上絕皮一也傷骨二也血氣爭黑三也所謂三者也病深而至於聲噦此皆絕皮傷肉血氣爭黑人有此三者是謂壞府毒藥無治短鍼無取文義甚明傳寫顛倒遂失其義又按太素與此經止陳落二字不同而新校正云三字者蓋其音嘶敗王本作其音嘶嗄故注云陰囊津泄而脈絃絕

者診當言音嘶嗄敗易舊聲爾又曰肺主音聲故言音嘶嗄皆以嘶嗄連文是其所據經文必作嘶嗄不作嘶敗與太素不同故得有三字之異也

八正神明論故日月生而寫是謂藏虛樾謹按上云月始生則血氣始精衛氣始行又云月生無寫並言月不言日且日亦不當言生也日疑曰字之誤

四時者所以分春秋冬夏之氣所在以時調之也八正之虛邪而避之勿犯也樾謹按調下衍之也二字本作四時者所以分春秋冬夏之氣所在以時調八正之虛邪而避之勿犯也今衍之也二字文義隔絕

慧然在前按之不得不知其情故曰形微謹按慧然在前本作卒然在前據注云慧然在前按之不得言三部九候之中卒然逢之不可爲之期準也離合眞邪論曰在陰與陽不可爲度從而察之三部九候卒然逢之早遏其路此其義也注中兩卒然字正釋經文卒然在前之義因經文誤作慧然遂改注文亦作慧然在前非王氏之舊也尋經文所以致誤者蓋涉下文慧然獨悟口弗能言而誤王於下文注曰慧然謂清爽也則知此文之不作慧然矣不然何不注於前而注於後乎

離合眞邪論不可挂以髮者待邪之至時而發鍼寫矣

樾謹按不可挂以髮者六字衍文寫字乃焉字之誤本作待邪之至時而發鍼焉矣蓋總承上文而結之上文一則曰其來不可逢此之謂也一則曰其往不可追此之謂也此則總結之曰待邪之至時而發鍼焉矣正對黄帝候氣奈何之問今衍此六字蓋涉下文而誤下文云故曰知機道者不可挂以髮不知機者扣之不發今誤入此文義不可通又據上文雖是言寫然發鍼寫矣殊甞不詞蓋寫與焉形似而誤耳

影印清儒《黄帝内經》訓詁校勘四大家

札迻·素問王冰注

孫詒讓　撰

孫詒讓

孫詒讓（一八四八—一九〇八），清末著名經學家，文字學家；江蘇瑞安人，字仲容，號籀高（qīng，又寫作籀廎），又號籀廎居士，別號籀廎居，別署荀羕、越東逸民荀徵。學者稱其籀公、徵君。室名玉海樓（所承襲其父孫衣言之藏書樓，爲浙江四大藏書樓之一）、百晋精廬、百晋陶齋、盂庵、五鳳磚研齋、經㴒室。其爲同治六年（一八六七）舉人，官刑部主事，旋引疾歸，窮經著述凡四十年；後吏部尚書張百熙、兩湖總督張之洞引薦之，均不出。甲午戰爭後，他致力於鄉間地方教育，先後創辦算學書院、瑞安方言館、瑞平化學學堂，籌創温州府學堂，提倡女學，設立德象女學堂，以勞而卒。他著有《周禮正義》《墨子閒詁》《契文舉例》《名原》《尚書駢枝》《札迻》《温州經籍志》《籀廎述林》。《清史稿》有其傳。

孫詒讓，字仲容，瑞安人。父衣言，自有傳。詒讓，同治六年舉人，官刑部主事。初讀《漢學師承記》及《皇清經解》，漸窺通儒治經、史、小學家法。謂古子、群經，有三代文字之通假，有秦漢篆隸之變遷，有魏晋正草之混淆，有六朝、唐人俗書之流失，有宋、元、明校讎之羼改。匡違捃佚，必有誼據，先成《札迻》十二卷。

又著《周禮正義》八十六卷，以爲：『有清經術昌明，於諸經均有新疏，《周禮》以周公致太平之書，而秦漢以來諸儒不能融會貫通。蓋通經皆實事、實字，天地、山川之大，城郭、宫室、衣服制度之精，酒漿、醯醢之細，鄭《注》簡奥，賈《疏》疏略。讀者難於深究，而通之於治，尤多謬盭。劉歆、蘇綽之於新、周，王安石之於宋，膠柱鍥舟，一潰不振，遂爲此經詬病。詒讓乃以《爾雅》《説文》正其訓詁，以《禮經》，大、小《戴記》證其制度。研覃廿載，藁草屢易，遂博采漢唐以來迄乾嘉諸經儒舊説，參互繹證，以發鄭《注》之淵奥，裨賈《疏》之遺闕。其於古制，疏通證明，較之舊疏，實爲淹貫。而注有違牾，輒爲匡糾。凡所發正數十百事，匪敢壞「疏不破注」家法，於康成不曲從杜、鄭之意，實亦無悖。而以國家之富强，從政教入，則無論新舊學均可折衷於是書。』識者韙之。

光緒癸卯，以經濟特科徵，不應。宣統元年，禮制館徵，亦不就。未幾卒，年六十二。所著又有《墨子閒詁》十五卷，《目録》《附録》二卷，《後語》二卷。精深閎博，一時推爲絶詣。《古籀拾遺》三卷，《逸周書斠補》四卷，《九旗古義述》一卷。

《札迻》是一部子書校勘著作，凡十二卷，每卷所收之書不等，凡校書七十七種。孫詒讓在《札迻》自序中説，他從十六七歲開始讀江藩《漢書師承記》和阮元輯刻之《皇清經解》，逐漸領悟乾嘉以來經學大師治學方法，特别是學習了王念孫、王引之、盧紹弓、孫星衍、顧澗蘋、洪筠軒、嚴鐵橋、顧尚之、俞樾諸大家著作之後，對清代諸大師研治經史諸子之法與成就領會更深，并據以研究《周禮正義》《墨子》和群經諸子。他在《札迻》自序中對自乾嘉以來至清末的學者的治學方法、治學精神、校讎方法、訓詁原則，以及漢字演變過程等做了一次深刻總結。這篇序言對後來學者有很多啓發，現摘引如下。

年十六七，讀江子屏《漢學師承記》及阮文達公所集刊《經解》，始窺國朝通儒治經史、小學家法。既又隨大人官江東，適當東南巨寇蕩平，故家秘藏多散出，間收得之，亦累數萬卷。每得一佳本，晨夕目誦，遇有鉤棘難通者，疑誤累積，輒鬱轖不怡。或窮思博討，不見端倪；偶涉它編，乃獲塙證，曠然昭寤，宿疑冰釋，則又欣然獨笑，若陟窮山，榛莽霾塞，忽覯微徑，竟達康莊……凡所采獲，咸綴識簡端，或別紙識録，朱墨戬晋，紛如落葉。既又治《周禮》及墨翟書，爲之疏詁，稽覽群籍，多相通貫。應時揃（箋）記，所積益衆。中年早衰，意興零落，唯此讀書結習，猶復展卷忘倦。綴草雜遝，殆盈篋衍矣！

竊謂校書如讎，例肇西漢都水《别録》，間舉訛文，若以『立』爲『齊』、以『肖』爲『趙』之類，蓋後世校字之權輿也。晋唐之世，束晳、王劭、顔師古之倫，皆著書匡正群書違繆，經疏史注，咸資援證。近代鉅儒，修學好古，校刊舊籍，率有記述。而王懷祖觀察及子伯申尚書、盧紹弓學士、孫淵如觀察、顧澗薲文學、洪筠軒州倅、嚴鐵橋文學、顧尚之明經，及年丈俞蔭甫編修，所論著尤衆。風尚大昌，覃及异域。若安井衡蒲阪圓所箋校雖疏淺，亦資考證。

綜論厥善，大抵以舊刊精校爲據依，而究其微旨，通其大例，精研博考，不參成見，其諟正文字訛舛，或求之於本書，或旁證之它籍，及援引之類書，而以聲類通轉爲之錧鍵，故能發疑正讀，奄若合符。及其蔽也，則或穿穴形聲，捃摭新异，憑臆改易，以是爲非。乾嘉大師，唯王氏父子，郅爲精博，凡舉一誼，皆塙鑿不刊；其餘諸家，得失間出。然其稽核异同，啓發隱滯，咸足餉遺來學，沾溉不窮。我朝樸學，超軼唐宋，斯其一端與。

詒讓學識疏謭，於乾嘉諸先生，無能爲役。然深善王觀察《讀書雜志》及盧學士《群書拾補》。伏案研誦，恒用檢核，間竊取其義法，以治古書，亦略有所寤。嘗謂秦漢文籍，誼恉奥博，字例、文例多與後世殊异。如荀卿書之『案』，墨翟書之『唯』『毋』，晏子書之以『敚』爲『對』，淮南王書之以『士』爲

『武』，劉向書之以『能』爲『而』，驟讀之，幾不能通其語。復以竹帛梨棗鈔刊原文爲婁易，則有三代文字之通假，有秦漢篆隸之變遷，有魏晋正草之混淆，有六朝、唐人俗書之流失，有宋、元、明校槧之羼改，逵徑百出，多歧亡羊，非覃思精勘，深究本原，未易得其正也。

今春多暇（案，『今春』指光緒十九年春，即一八九三年春），檢理篋藏，自以卅年覽涉所得，不欲弃置，輒取秦漢以逮齊梁故書雅記，都七十餘家，丹鉛所識，按册迻録，申證厥誼，間依盧氏《拾補》例，附識舊本异文，以備甄考。漢唐舊注，及近儒校釋，或有迴穴，亦附糾正，寫成十有二卷。其群經、三史、説文之類，誼證繁博，别有著録，以俟續訂。凡所考論，雖復簡絲數米，或涉瑣屑，於作述閎恉，未窺百一，然匡違補佚，必有誼據，無以孤證臆説貿亂古書之真，則私心所遵循，而不敢越者。

此序寫於光緒十九年（一八九三）十一月，一百二十年來，備受學者稱賞，傳承不衰，且從中受益者多，依法讀書、校書者多。中華民族優秀文化就是這樣一代一代傳承下來的。章太炎《章太炎叢書·文録二》之《孫詒讓傳》謂：『《札迻》者，方物王念孫《讀書雜志》，每下一義，妥帖寧極，淖入凑理。書少於《諸子平議》，校讎之勤，倍《諸子平議》。詒讓學術，蓋龍有金榜、錢大昕、段玉裁、王念孫四家。其明大義，鈎深窮高過之。』

孫詒讓校勘《素問》的内容，見《札迻》卷十一。其校勘所據底本爲明顧從德翻刻北宋嘉祐本。他在校勘時還參考了顧觀光《内經素問校勘記》、胡澍《素問校義》、丹波元簡《素問識》、度會常珍《素問校訛》、俞樾《讀書餘録》諸書。在清儒《素問》校勘書中，孫詒讓對《素問》的校注較爲後出，故其借鑒的内容最爲豐富。

札迻
十二卷

光緒廿年
刊成籀廎

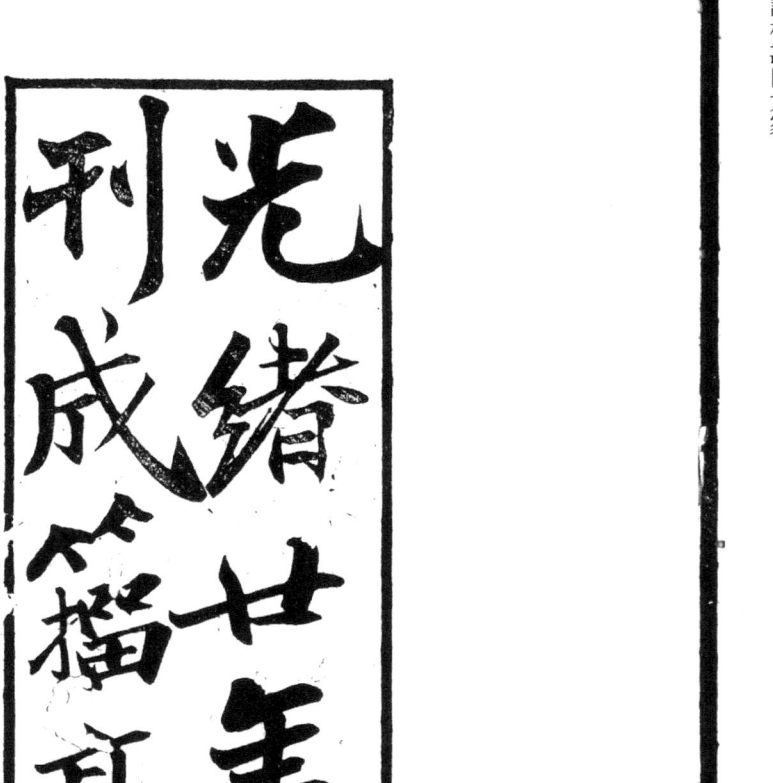

昔人有謂盧紹弓學士者曰他人讀書受書之益子讀書則書受子之益盧爲憮然蓋其言固有諷焉余喜讀古書每讀一書必有校正所箸諸子平議凡十五種而其散見於曲園俞樓兩雜纂者又不下四十種前輩何子貞先生謂余曰甚乎哉子之好治閒事也余亦無以解也今年夏瑞安孫詒讓仲容以所箸札迻十二卷見示讎校古書共七十有七種其好治閒事蓋有甚於余矣至其精孰訓詁通達叚緒援據古籍以補正訛奪根柢經義以詮釋古言每下一說輒使前後文皆怡然理順阮文達序王伯申先生經義述聞云使古聖賢見之必解頤曰吾言固如是數千年誤解今得明矣仲容所爲札迻大率同此然則書之受益於仲容者亦自不淺矣余嘗謂校讎之法出於孔氏子貢讀晉史知三豕爲己亥之

誤即其一事也昭十二年公羊傳伯于陽者何公子陽生也子曰我乃知之矣何劭公謂知公誤爲伯子誤爲于陽在生刊滅闕是則讀書必逐字校對亦孔氏之家法也漢儒本以說經蓋自杜子春始杜子春治周禮每曰字當爲某即校字之權輿也自是以後是正文字遂爲治經之要至後人又以治經者治羣書而筆鉞墨灸之功徧及四部矣夫欲使我受書之益必先使書受我之益不然割申勸爲周田觀而肆赦爲内長文且不能得其句讀又烏能得其旨趣乎余老矣未必更能從事於此仲容學過於余而年不及余好學深思以日思誤書爲一適吾知經疾史恙之待治於仲容者正無窮也光緒二十一年夏德清俞樾

札迻卷一　易乾鑿度鄭康成注　易稽覽圖鄭注　易通卦驗鄭注　易是類謀某氏注　易坤靈圖鄭注　易乾元序制記鄭注

卷二　韓詩外傳　春秋繁露　春秋釋例　急就篇顏師古注　方言郭璞注　釋名

卷三　戰國策高誘鮑彪注　越絕書　吳越春秋徐天祜注　漢舊儀　列女傳　山海經郭璞注　山海經圖讚

水經酈道元注

卷四　管子尹知章注　晏子春秋　老子河上公王弼注

文子徐靈府注

卷五　鄧析子　列子張湛盧重元注　商子　莊子郭象注

卷六　尹文子　鶡冠子陸佃注　公孫龍子謝希深注
鬼谷子陶弘景注　荀子楊倞注　呂氏春秋高誘注
卷七　韓非子　燕丹子　新語　賈子新書　淮南子許
慎高誘注
卷八　鹽鐵論　新序　說苑　法言李軌注　太玄經范
望注　潛夫論
卷九　論衡
卷十　白虎通德論　風俗通義　獨斷　申鑒　中論
抱朴子　金樓子　新論袁孝政注　六韜　孫子曹操
注　吳子　司馬法　尉繚子　三略
卷十一　素問王冰注　周髀算經趙爽甄鸞李淳風注
孫子算經　數術記遺甄鸞注　夏侯陽算經　易林

周易參同契　穆天子傳郭璞注　漢武帝內傳　列仙
傳　西京褋記　南方艸木狀　竹譜
卷十二　楚辭王逸注　蔡中郎集　琴操　文心雕龍

詒讓少受性迂拙於世事無所解顧竊嗜讀古書咸豐丙辰
丁巳閒年八九歲侍家大人於京師澄裹園時甫受四子書
略識文義庋閣有明人所刻漢魏叢書愛其多古冊輒竊覩
之雖不能解然瀏覽篇目自以爲樂也年十六七讀江子屏
漢學師承記及阮文達公所集槷經解始窺
國朝通儒治經史小學家法旣又隨大人官江東適當東南
巨寇蕩平故家祕臧多散出閒收得之亦綦數萬卷每得一
佳本晨夕目誦遇有鉤棘難通者疑牾綦積輒鬱轖不怡或
窮思博討不見崙倪偶涉它編迺獲塙證曠然昭寤宿疑冰

釋則又欣然獨笑若陟窮山榛莽霾塞忽覩微徑竟達康莊
邪子才云日思誤書更是一適斯語亮已卅年以來凡所采
獲咸綴識簡耑或別紙識錄朱墨戢孴紛如落葉旣又治周
禮及墨翟書爲之疏詁稽覽羣籍多相逼貫應時櫛記所積
滋眾中年早衰意興零落惟此讀書結習猶復展卷忘倦綴
艸葆遝殆盈匧衍矣竊謂校書如讐例肇西漢都水別錄閒
舉譌文若以立爲齊以肖爲趙之類葢後世校字之權輿也
晉唐之世束晳王劭顏師古之倫皆箸書匡正羣書違繆經
疏史注咸資援證近代鉅儒脩學好古校栞舊籍率有記述
而王懷祖觀察及子伯申尚書盧紹弓學士孫淵如觀察顧
澗薲文學洪筠軒州倅嚴鐵橋文學顧尙之明經及年丈俞
蔭甫編修所論箸尤眾風尙大昌覃及異域若安井衡蒲阪

圜所箋校雖疏淺亦資攷證綜論厥善大氐以舊槧精校爲據依而究其敓恉通其大例精磚博攷不參成見其諟正文字譌舛或求之於本書或旁證之它籍及援引之類書而以聲類通轉爲之錧鍵故能發疑正讀奄若合符及其蔽也則或穿穴形聲捃摭新異馮肊改易以是爲非乾嘉大師唯王氏父子郅爲精博凡舉一誼皆塙鑿不刊其餘諸家得失閒出然其稽覈異同啓發隱滯咸足餉遺來學沾溉不窮我朝樸學超軼唐宋斯其一耑與詒讓學識疏譾於乾嘉諸先生無能爲役然深善王觀察讀書襍志及盧學士羣書拾補伏案孿誦恆用檢覈閒竊取其義法以治古書亦略有所寤嘗謂秦漢文籍誼恉奧博字例文例多與後世殊異如荀卿書之案墨翟書之唯毋晏子書之以敓爲對淮南王書之

以士爲武劉向書之以能爲而縣讀之幾不能通其語復以竹帛棃棗鈔槧婁易則有三代文字之通段有秦漢篆隸之變遷有魏晉正艸之輥淆有六朝唐人俗書之流失有宋元明校槧之羼改逵徑百出多歧亾羊非覃思精勘深究本原未易得其正也今春多暇檢理匧臧自以卅年覽涉所得不欲棄置輒取秦漢以逮齊梁故書雅記都七十餘家丹鉛所識按冊迻錄申證厥誼閒依盧氏拾補例斠識舊本異文以備甄攷漢唐舊注及近儒校釋或有回穴亦斠糾正寫成十有二卷其羣經三史說文之類誼證緐博別有箸錄以竢續訂凡所攷論雖復簡絲數米或涉瑣屑於作述閎恉未窺百一然匡違茜佚必有諟據無以孤證肊說貿亂古書之眞則私心所遵循而不敢越者儻斠王盧諸書之後以裨補遺闕

或有所取爾編寫既竟謹舉漢唐以來校讐家之例論厥要略覬與學者共商榷焉光緒十有九年十一月瑞安孫詒讓敘

札迻卷十一

瑞安孫詒讓

素問王冰注

明放宋嘉祐刊本 顧觀光校勘記校 胡澍校義校 日本丹波元簡素問識校 度會常珍校譌校 俞樾讀書餘錄校

四氣調神大論篇第二

春三月此謂發陳王注云春陽上升氣潛發散生育庶物陳其姿容故曰發陳也又五常政大論篇云發生之紀是謂啟敕注云物乘木氣以發生而啟陳其容質也敕古陳字　案鍼解篇云苑陳則除之者出惡血也注云陳久也此陳義與彼同發陳啟陳竝謂啓發久故更生新者也王注失其義月令鄭注引明堂月令云仲秋九門磔攘以發陳氣

陰陽應象大論篇第五

故曰天地者萬物之上下也陰陽者血氣之男女也左右者陰陽之道路也水火者陰陽之徵兆也陰陽者

萬物之能始也注云謂能爲變化之生成之元始元熊宗立本明道藏本化下竝無之字此衍林億新校正云詳天地者至萬物之能始與天元紀大論同注頗異彼无陰陽者血氣之男女一句又以金木者生成之終始代陰陽者萬物之能始宋本案陰陽者血氣之男女也疑當作血氣者陰陽之男女也蓋此章中三句通論陰陽分血氣左右水火而總結之云陰陽者萬物之能始也能者胎之借字爾雅釋詁云胎始也釋文云胎本或作台史記天官書三能卽三台是胎台能古字竝通用天元紀大論專論五運故無此句而別增金木者生成之終始也句二篇文雖相出入而大恉則異俞氏據天元紀大論改此篇非也

陰陽別論篇第七

三陽三陰發病爲偏枯痿易四支不舉注云易謂

變易常用而痿弱無力也又大奇論篇跛易偏枯注云若血氣變易爲偏枯也　案易竝當讀爲施湯液醪醴論篇云是氣拒於內而形施於外施亦作弛生氣通天論篇云大筋緛短小筋弛長緛短爲拘弛長爲痿又云筋脈沮弛注云弛緩也痿論篇云宗筋弛縱刺要論篇云肝動則春病熱而筋弛皮部論篇云熱多則筋弛骨消蓋痿跛之病皆由筋骨解弛故云痿易跛易卽弛也王如字釋之非經恉也（毛詩何人斯篇我心易也釋文易韓詩作施爾雅釋詁弛易也釋文弛本作施是易施弛古通之證）

五藏生成論篇第十　徇蒙招尤注云徇疾也蒙不明也招謂掉也搖掉不定也尤甚也目疾不明首掉尤甚滑壽云徇蒙招尤當作眴蒙（俞校徇字說同）招搖（素問鈔）丹波元簡云本事方作招搖　案滑說是也後氣交變大論篇云筋骨繇復注云繇搖也

又至眞要大論云筋骨繇併尤與繇搖字竝通
玉版論要篇第十五其色見淺者湯液主治十日已其見深者必齊主
治二十一日已其見大深者醪酒主治百日已　案前湯液
醪醴論篇云必齊毒藥攻其中鑱石鍼艾治其外也必齊
之義王氏無注蓋以必爲決定之辭齊卽和劑也齊劑古今字俞
讀齊爲資未塙此常義自無勞詁釋然止可通於湯液醪醴論若
此篇云必齊主治於文爲不順矣竊謂此篇必齊對湯液
醪酒爲文湯液醪醴論必齊毒藥對鑱石鍼艾爲文必字
皆當爲火篆文二字形近因而致誤史記倉公傳云飲以
火齊湯火齊湯卽謂和煮湯藥此云湯液主治者治以五
穀之湯液見湯液醪醴論篇火齊主治者治以和煮之毒藥也移精
變氣論篇云中古之治病病至而治之湯液十日以去八
風五痺之病十日不已治以草蘇草荄之枝此火齊卽草

蘇之類韓非子喻老篇扁鵲曰疾在腠理湯熨之所及也在肌膚鍼石之所及也在腸胃火齊之所及也亦可證

診要經終論篇第十六　十一月十二月冰復地氣合　案復與腹通禮記月令季冬冰方盛水澤腹堅鄭注云腹厚也此月日在北陸冰堅厚之時也今月令無堅釋文云腹又作複詩七月毛傳云冰盛水腹則命取冰於山林此云冰復亦謂冰合而厚明萬厤本作水伏誤

中心者環死注云氣行如環之一周則死也正謂周十二辰也新校正云按刺禁論云一日死四時刺逆從論同　案環與還通儀禮士喪禮布巾環幅注云古文環作還葢中心死最速還死者頃刻卽死也史記天官書云殃還至索隱云還還旋疾也漢書董仲舒傳云還至而立有效此篇說中脾腎肺藏死期與刺禁論並不同則此中心亦不必周

一日也彼言一日死亦言死在一日內耳非必周帀一日也

脈要精微論篇第十七 赤欲如白裹朱 丹波元簡云宋本脈經白作帛沈本脈經作綿 案白與帛通謂白色之帛也亦謂之縞五藏生成論篇云生於心如以縞裹朱生於肺如以縞裹紅生於肝如以縞裹紺生於脾如以縞裹栝樓實生於腎如以縞裹紫注云縞白色此下文云黃欲如羅裹雄黃凡言裹者皆謂繒帛之屬脈經別本作綿者非

舉痛論篇第三十九 新校正云按全元起本在第三卷名五藏舉痛所以名舉痛之義未詳按本篇乃黃帝問五藏卒痛之疾疑舉乃卒字之誤也 案林說非也舉者辨議之言此篇辨議諸痛故以舉痛爲名墨子經上云舉擬實也說云舉告以文名舉彼實也呂氏春秋審應篇云魏昭王

問於田詘曰聞先生之議曰爲聖易有諸乎田詘對曰臣之所舉也荀子儒效篇亦云謬學褋舉皆此篇名之義林肊改爲卒痛殆未達皋字之古義矣

痹論篇第四十三　凡痹之類逢寒則蟲逢熱則縱注云蟲謂皮中如蟲行新校正云按甲乙經蟲作急　案蟲當爲痋之借字說文疒部云痋動病也从疒蟲省聲故古書痋或作蟲段玉裁說文注謂痋卽疼字釋名云疼旱氣疼疼然煩也疼疼卽詩雲漢之蟲蟲是也蓋痹逢寒則急切而疼疼然不安則謂之痋巢氏諸病源候論云凡痹之類逢熱則痒逢寒則痛痛與疼義亦相近王注訓爲蟲行皇甫謐作急顧校從之竝非也

氣交變大論篇第六十九　木不及春有鳴條律暢之化又云土不及四維

有埃雲潤澤之化則春有鳴條鼓拆之政　案後五常政大論篇云發生之紀其德鳴靡啟拆六元正紀大論篇云其化鳴紊啟拆與此鳴條鼓拆三文竝小異而義恉似同竊疑鳴條當作鳴璺鼓亦當作啟上文云水不及則物疏璺六元正紀大論又云厥陰所至爲風府爲璺啟注云璺微裂也啟開坼也然則鳴璺者亦謂風過璺隙而鳴也其作條作紊作靡者皆譌字也璺者釁之別體方言云器破而未離謂之璺郭注云璺音問與紊音同故譌爲紊校寫者不解鳴紊之義或又改爲鳴條條俗省作条與紊形近釁俗又別作亹鈕樹玉說文新附攷云亹釁之俗字釁一變爲亹見唐等慈寺碑再變爲亹爾雅釋文音亾匪反與靡音近則又譌作靡古書傳寫展轉舛貿往往有此參互校覈其沿譌

之跡固可推也

著至教論篇第七十五　雷公曰臣治疎愈說意而已注云雷公言臣之所治稀得痊愈請言深意而已疑心已止也謂得說則疑心乃止　案王讀臣治疎愈句斷非經意也此當以臣治疎三字爲句愈說意而已五字爲句愈卽愉字之變體說文心部云愉薄也叚俗爲媮俗又作偷詩唐風山有樞篇他人是愉鄭箋云愉讀爲偷周禮大司徒以俗教安則民不愉公羊桓七年何注則民不愉釋文云愉本作偷是其證也此愈亦當讀爲偷禮記表記鄭注云偷苟且也史記蘇秦傳云臣聞飢人所以飢而不食烏喙者爲其愈充腹而與餓死同患也戰國策燕策愈作偷淮南子人閒訓云焚林而獵愈多得獸後必無獸韓非子難一篇愈亦作偷

國策淮南愈字之義與此正同蓋雷公自言臣之治疾爲術疎淺但苟且取說已意而已王氏失其句讀而曲爲之說不可通矣

徵四失論篇第七十八　帝曰子年少智未及邪將言以雜合邪注云言謂年少智未及而不得十全耶爲復且以言而雜合衆人之用耶　案注說迂曲不可通以文義推之雜當爲離二字形近古多互譌周禮形方氏無有華離之地注杜子春云離當爲雜書亦或爲雜下文妄作雜術校譌引古鈔本元槧本雜作離是其證言以離合謂言論有合有不合也

周髀算經趙爽甄鸞李淳風注孔繼涵校刊宋元豐監本李籍音義校　顧觀光校勘記校

卷上　請問古者包犧立周天厤度趙注云聞包犧立周天厤度